U0334987

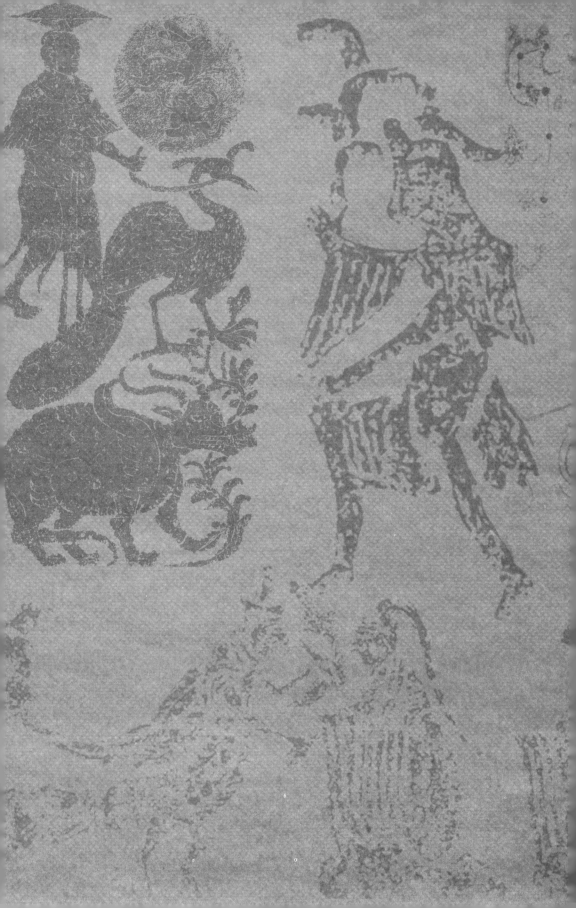

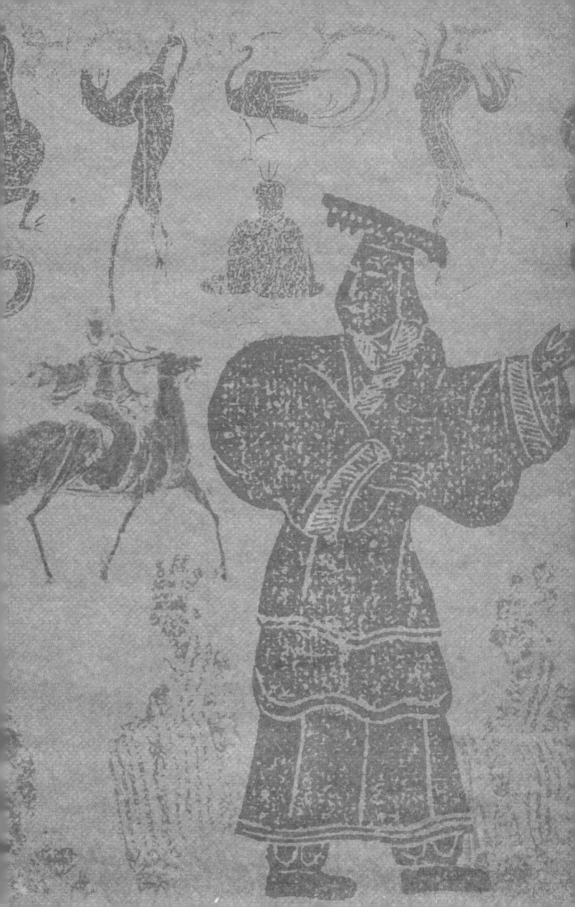

中国古医籍整理丛书

沈氏医案

清·沈璠 撰

黄广平 杨秋玉 孙 力 赵 琳 校注

中国中医药出版社

·北 京·

图书在版编目（CIP）数据

沈氏医案/（清）沈璠撰；黄广平等校注.—北京：中国中医药出版社，2016.11

（中国古医籍整理丛书）

ISBN 978 - 7 - 5132 - 3579 - 2

Ⅰ.①沈… Ⅱ.①沈… ②黄… Ⅲ.①医案—汇编—中国—清代 Ⅳ.①R249.49

中国版本图书馆 CIP 数据核字（2016）第 197044 号

中 国 中 医 药 出 版 社 出 版

北京市朝阳区北三环东路 28 号易亨大厦 16 层

邮政编码 100013

传真 010 64405750

保定市中画美凯印刷有限公司印刷

各地新华书店经销

*

开本 710 × 1000 1/16 印张 10 字数 75 千字

2016 年 11 月第 1 版 2016 年 11 月第 1 次印刷

书 号 ISBN 978 - 7 - 5132 - 3579 - 2

*

定价 30.00 元

网址 www.cptcm.com

国家中医药管理局
中医药古籍保护与利用能力建设项目
组织工作委员会

主 任 委 员 王国强

副 主 任 委 员 王志勇 李大宁

执 行 主 任 委 员 曹洪欣 苏钢强 王国辰 欧阳兵

执行副主任委员 李 昱 武 东 李秀明 张成博

委 员

各省市项目组分管领导和主要专家

（山东省）武继彪 欧阳兵 张成博 贾青顺

（江苏省）吴勉华 周仲瑛 段金廒 胡 烈

（上海市）张怀琼 季 光 严世芸 段逸山

（福建省）阮诗玮 陈立典 李灿东 纪立金

（浙江省）徐伟伟 范永升 柴可群 盛增秀

（陕西省）黄立勋 呼 燕 魏少阳 苏荣彪

（河南省）夏祖昌 刘文第 韩新峰 许敬生

（辽宁省）杨关林 康廷国 石 岩 李德新

（四川省）杨殿兴 梁繁荣 余曙光 张 毅

各项目组负责人

王振国（山东省） 王旭东（江苏省） 张如青（上海市）

李灿东（福建省） 陈勇毅（浙江省） 焦振廉（陕西省）

蔡永敏（河南省） 鞠宝兆（辽宁省） 和中浚（四川省）

前　言

　　中医药古籍是传承中华优秀文化的重要载体，也是中医学传承数千年的知识宝库，凝聚着中华民族特有的精神价值、思维方法、生命理论和医疗经验，不仅对于传承中医学术具有重要的历史价值，更是现代中医药科技创新和学术进步的源头和根基。保护和利用好中医药古籍，是弘扬中国优秀传统文化、传承中医学术的必由之路，事关中医药事业发展全局。

　　1949 年以来，在政府的大力支持和推动下，开展了系统的中医药古籍整理研究。1958 年，国务院科学规划委员会古籍整理出版规划小组在北京成立，负责指导全国的古籍整理出版工作。1982 年，国务院古籍整理出版规划小组召开全国古籍整理出版规划会议，制定了《古籍整理出版规划（1982—1990）》，卫生部先后下达了两批 200 余种中医古籍整理任务，掀起了中医古籍整理研究的新高潮，对中医文化与学术的弘扬、传承和发展，发挥了极其重要的作用，产生了不可估量的深远影响。

　　2007 年《国务院办公厅关于进一步加强古籍保护工作的意见》明确提出进一步加强古籍整理、出版和研究利用，以及

"保护为主、抢救第一、合理利用、加强管理"的方针。2009年《国务院关于扶持和促进中医药事业发展的若干意见》指出，要"开展中医药古籍普查登记，建立综合信息数据库和珍贵古籍名录，加强整理、出版、研究和利用"。《中医药创新发展规划纲要（2006—2020）》强调继承与创新并重，推动中医药传承与创新发展。

2003~2010年，国家财政多次立项支持中国中医科学院开展针对性中医药古籍抢救保护工作，在中国中医科学院图书馆设立全国唯一的行业古籍保护中心，影印抢救濒危珍本、孤本中医古籍1640余种；整理发布《中国中医古籍总目》；遴选351种孤本收入《中医古籍孤本大全》影印出版；开展了海外中医古籍目录调研和孤本回归工作，收集了11个国家和2个地区137个图书馆的240余种书目，基本摸清流失海外的中医古籍现状，确定国内失传的中医药古籍共有220种，复制出版海外所藏中医药古籍133种。2010年，国家财政部、国家中医药管理局设立"中医药古籍保护与利用能力建设项目"，资助整理400余种中医药古籍，并着眼于加强中医药古籍保护和研究机构建设，培养中医古籍整理研究的后备人才，全面提高中医药古籍保护与利用能力。

在此，国家中医药管理局成立了中医药古籍保护和利用专家组和项目办公室，专家组负责项目指导、咨询、质量把关，项目办公室负责实施过程的统筹协调。专家组成员对古籍整理研究具有丰富的经验，有的专家从事古籍整理研究长达70余年，深知中医药古籍整理研究的重要性、艰巨性与复杂性，履行职责认真务实。专家组从书目确定、版本选择、点校、注释等各方面，为项目实施提供了强有力的专业指导。老一辈专家的学术水平和智慧，是项目成功的重要保证。项目承担单位山东中医药大学、南京中医药大学、上海中医药大学、福建中医药大学、浙江省中医药研究院、陕西省中医药研究院、河南省中医药研究院、辽宁中医药大学、成都中医药大学及所在省市中医药管理部门精心组织，充分发挥区域间互补协作的优势，并得到承担项目出版工作的中国中医药出版社大力配合，全面推进中医药古籍保护与利用网络体系的构建和人才队伍建设，使一批有志于中医学术传承与古籍整理工作的人才凝聚在一起，研究队伍日益壮大，研究水平不断提高。

本着"抢救、保护、发掘、利用"的理念，该项目重点选择近60年未曾出版的重要古医籍，综合考虑所选古籍的保护价值、学术价值和实用价值。400余种中医药古籍涵盖了医经、基础理论、诊法、伤寒金匮、温病、本草、方书、内科、外科、女科、儿科、伤科、眼科、咽喉口齿、针灸推拿、养生、医案医话医论、医史、临证综合等门类，跨越唐、宋、金元、明以迄清末。全部古籍均按照项目办公室组织完成的行业标准《中医古籍整理规范》及《中医药古籍整理细则》进行整理校注，绝大多数中医药古籍是第一次校注出版，一批孤本、稿本、抄本更是首次整理面世。对一些重要学术问题的研究成果，则集中收录于各书的"校注说明"或"校注后记"中。

"既出书又出人"是本项目追求的目标。近年来，中医药古籍整理工作形势严峻，老一辈逐渐退出，新一代普遍存在整理研究古籍的经验不足、专业思想不坚定等问题，使中医古籍整理面临人才流失严重、青黄不接的局面。通过本项目实施，搭建平台，完善机制，培养队伍，提升能力，经过近5年的建设，锻炼了一批优秀人才，老中青三代齐聚一堂，有效地稳定了研究队伍，为中医药古籍整理工作的开展和中医文化与学术的传承提供必备的知识和人才储备。

本项目的实施与《中国古医籍整理丛书》的出版，对于加强中医药古籍文献研究队伍建设、建立古籍研究平台，提高古籍整理水平均具有积极的推动作用，对弘扬我国优秀传统文化，推进中医药继承创新，进一步发挥中医药服务民众的养生保健与防病治病作用将产生深远影响。

第九届、第十届全国人大常委会副委员长许嘉璐先生，国家卫生计生委副主任、国家中医药管理局局长、中华中医药学会会长王国强先生，我国著名医史文献专家、中国中医科学院马继兴先生在百忙之中为丛书作序，我们深表敬意和感谢。

由于参与校注整理工作的人员较多，水平不一，诸多方面尚未臻完善，希望专家、读者不吝赐教。

国家中医药管理局中医药古籍保护与利用能力建设项目办公室
二〇一四年十二月

许 序

"中医"之名立，迄今不逾百年，所以冠以"中"字者，以别于"洋"与"西"也。慎思之，明辨之，斯名之出，无奈耳，或亦时人不甘泯没而特标其犹在之举也。

前此，祖传医术（今世方称为"学"）绵延数千载，救民无数；华夏屡遭时疫，皆仰之以度困厄。中华民族之未如印第安遭染殖民者所携疾病而族灭者，中医之功也。

医兴则国兴，国强则医强。百年运衰，岂但国土肢解，五千年文明亦不得全，非遭泯灭，即蒙冤扭曲。西方医学以其捷便速效，始则为传教之利器，继则以"科学"之冕畅行于中华。中医虽为内外所夹击，斥之为蒙昧，为伪医，然四亿同胞衣食不保，得获西医之益者甚寡，中医犹为人民之所赖。虽然，中国医学日益陵替，乃不可免，势使之然也。呜呼！覆巢之下安有完卵？

嗣后，国家新生，中医旋即得以重振，与西医并举，探寻结合之路。今也，中华诸多文化，自民俗、礼仪、工艺、戏曲、历史、文学，以至伦理、信仰，皆渐复起，中国医学之兴乃属必然。

迄今中医犹为国家医疗系统之辅，城市尤甚。何哉？盖一则西医赖声、光、电技术而于20世纪发展极速，中医则难见其进。二则国人惊羡西医之"立竿见影"，遂以为其事事胜于中医。然西医已自觉将入绝境：其若干医法正负效应相若，甚或负远逾于正；研究医理者，渐知人乃一整体，心、身非如中世纪所认定为二对立物，且人体亦非宇宙之中心，仅为其一小单位，与宇宙万象万物息息相关。认识至此，其已向中国医学之理念"靠拢"矣，虽彼未必知中国医学何如也。唯其不知中国医理何如，纯由其实践而有所悟，益以证中国之认识人体不为伪，亦不为玄虚。然国人知此趋向者，几人？

国医欲再现宋明清高峰，成国中主流医学，则一须继承，一须创新。继承则必深研原典，激清汰浊，复吸纳西医及我藏、蒙、维、回、苗、彝诸民族医术之精华；创新之道，在于今之科技，既用其器，亦参照其道，反思己之医理，审问之，笃行之，深化之，普及之，于普及中认知人体及环境古今之异，以建成当代国医理论。欲达于斯境，或需百年欤？予恐西医既已醒悟，若加力吸收中医精粹，促中医西医深度结合，形成21世纪之新医学，届时"制高点"将在何方？国人于此转折之机，能不忧虑而奋力乎？

予所谓深研之原典，非指一二习见之书、千古权威之作；就医界整体言之，所传所承自应为医籍之全部。盖后世名医所著，乃其秉诸前人所述，总结终生行医用药经验所得，自当已成今世、后世之要籍。

盛世修典，信然。盖典籍得修，方可言传言承。虽前此50余载已启医籍整理、出版之役，惜旋即中辍。阅20载再兴整理、出版之潮，世所罕见之要籍千余部陆续问世，洋洋大观。

今复有"中医药古籍保护与利用能力建设"之工程，集九省市专家，历经五载，董理出版自唐迄清医籍，都400余种，凡中医之基础医理、伤寒、温病及各科诊治、医案医话、推拿本草，俱涵盖之。

噫！璐既知此，能不胜其悦乎？汇集刻印医籍，自古有之，然孰与今世之盛且精也！自今而后，中国医家及患者，得览斯典，当于前人益敬而畏之矣。中华民族之屡经灾难而益蕃，乃至未来之永续，端赖之也，自今以往岂可不后出转精乎？典籍既蜂出矣，余则有望于来者。

谨序。

第九届、十届全国人大常委会副委员长

许嘉璐

二〇一四年冬

王 序

中医学是中华民族在长期生产生活实践中，在与疾病作斗争中逐步形成并不断丰富发展的医学科学，是中国古代科学的瑰宝，为中华民族的繁衍昌盛作出了巨大贡献，对世界文明进步产生了积极影响。时至今日，中医学作为我国医学的特色和重要医药卫生资源，与西医学相互补充、相互促进、协调发展，共同担负着维护和促进人民健康的任务，已成为我国医药卫生事业的重要特征和显著优势。

中医药古籍在存世的中华古籍中占有相当重要的比重，不仅是中医学术传承数千年最为重要的知识载体，也是中医为中华民族繁衍昌盛发挥重要作用的历史见证。中医药典籍不仅承载着中医的学术经验，而且蕴含着中华民族优秀的思想文化，凝聚着中华民族的聪明智慧，是祖先留给我们的宝贵物质财富和精神财富。加强对中医药古籍的保护与利用，既是中医学发展的需要，也是传承中华文化的迫切要求，更是历史赋予我们的责任。

2010 年，国家中医药管理局启动了中医药古籍保护与利用能力建设项目。这既是传承中医药的重要工程，也是弘扬优秀民族文化的重要举措，不仅能够全面推进中医药的有效继承和创新发展，为维护人民健康做出贡献，也能够彰显中华民族的璀璨文化，为实现中华民族伟大复兴的中国梦作出贡献。

相信这项工作一定能造福当今，嘉惠后世，福泽绵长。

国家卫生和计划生育委员会副主任

国家中医药管理局局长

中华中医药学会会长

王国强

二〇一四年十二月

马 序

新中国成立以来，党和国家高度重视中医药事业发展，重视古籍的保护、整理和研究工作。自 1958 年始，国务院先后成立了三届古籍整理出版规划小组，分别由齐燕铭、李一氓、匡亚明担任组长，主持制订了《整理和出版古籍十年规划（1962—1972）》《古籍整理出版规划（1982—1990）》《中国古籍整理出版十年规划和"八五"计划（1991—2000）》等，而第三次规划中医药古籍整理即纳入其中。1982 年 9 月，卫生部下发《1982—1990 年中医古籍整理出版规划》，1983 年 1 月，中医古籍整理出版办公室正式成立，保证了中医古籍整理出版规划的实施。2002 年 2 月，《国家古籍整理出版"十五"（2001—2005）重点规划》经新闻出版署和全国古籍整理出版规划领导小组批准，颁布实施。其后，又陆续制定了国家古籍整理出版"十一五"和"十二五"重点规划。国家财政多次立项支持中国中医科学院开展针对性中医药古籍抢救保护工作，文化部在中国中医科学院图书馆专门设立全国唯一的行业古籍保护中心，国家先后投入中医药古籍保护专项经费超过 3000 万元，影印抢救濒危珍、善、孤本中医古籍1640余种，开展了海外中医古籍目录调研和孤本回归工作。2010年，国家财政部、国家中医药管理局安排国家公共卫生专项资金，设立了"中医药古籍保护与利用能力建设项目"，这是继1982~1986年第一批、第二批重要中医药古籍整理之后的又一次大规模古籍整理工程，重点整理新中国成立后未曾出版的重要古籍，目标是形成并普及规范的通行本、传世本。

为保证项目的顺利实施，项目组特别成立了专家组，承担咨询和技术指导，以及古籍出版之前的审定工作。专家组中的许多成员虽逾古稀之年，但老骥伏枥，孜孜不倦，不仅对项目进行宏观指导和质量把关，更重要的是通过古籍整理，以老带新，言传身教，培养一批中医药古籍整理研究的后备人才，促进了中医药古籍保护和研究机构建设，全面提升了我国中医药古籍保护与利用能力。

作为项目组顾问之一，我深感中医药古籍保护、抢救与整理工作的重要性和紧迫性，也深知传承中医药古籍整理经验任重而道远。令人欣慰的是，在项目实施过程中，我看到了老中青三代的紧密衔接，看到了大家的坚持和努力，看到了年轻一代的成长。相信中医药古籍整理工作的将来会越来越好，中医药学的发展会越来越好。

欣喜之余，以是为序。

中国中医科学院研究员

马继兴

二〇一四年十二月

校注说明

　　《沈氏医案》，清代沈璠撰。沈璠，字鲁珍，上海南汇人，生于清顺治九年（1652），雍正八年（1730）时年七十八岁，卒年不详。精于医，临证善用豁痰清火，为当时称誉。后人称其"盛名几十载"，而"宜温宜凉宜补，辄中肯綮者，未易胜数"，可见其精于临证且勤于临证。著有《沈氏医案》及《批景岳全书》《评医宗必读》《批明医指掌》《批赵氏医贯》《批伤寒六书》等，除《沈氏医案》外皆不传。弟子有杜良、蔡沧文。

　　从行文风格看，《沈氏医案》应为沈璠本人纂集的医案选集。首案"肝火抑郁梦遗"案末有"雍正八年海上沈璠，时年七十有八"语，可知其成书不早于雍正八年（1730）。

　　《中国中医古籍总目》著录《沈氏医案》有清抄本、1932年沈东霞抄本、1941年铁沙费怿抄本、王寿康节抄本、抄本，及《珍本医书集成》所载《沈氏医案》，凡6种。中华医学会上海分会图书馆所藏清抄本为年代最早、收案最多的本子。该本不分卷，载沈璠各科医案220余则。上海图书馆藏有民国抄本，题为"清白里医案"，医案总数少于前者。民国间裘庆元将《沈氏医案》辑入《珍本医书集成》，始有印本，但内容仍少于中华医学会上海分会图书馆所藏清抄本。另有少数医案仅见于民国抄本。

　　此次整理以中华医学会上海分会图书馆所藏清抄本为底本，以《珍本医书集成》本（简称"集成本"）为主校本，以上海图书馆所藏书题"清白里医案"之民国抄本（简称"清白里本")为参校本。

具体校注原则如下：

1. 繁体字竖排改为简体字横排，并加标点。

2. 明显为笔画致误者径改，不出注。

3. 异体字、古字、俗字径改，不出注。

4. 通假字保留原字，不常用者于首见处出注说明。

5. 药名俗写尽量予以规范。

6. 底本字词无误而校本或他校资料义胜或有参考意义者，酌情出校。

7. 底本篇题下原有"沈鲁珍批景岳全书后"一段文字，系张文英为沈璠《批景岳全书》所作的跋。底本抄录者拾掇遗逸，将之抄于《沈氏医案》前。该文虽与《沈氏医案》并无关系，但因沈璠《批景岳全书》未见流传，而此跋在《沈氏医案》诸本中又仅见于底本，有史料价值，故附于书后。

序

　　细阅鲁珍沈先生医案，用药大抵豁痰清火之方十有六七，不知者妄议为偏于清火。殊不知先生盛名几十载，其全活定以万计，记载医案亦岂仅此一卷？宜温宜凉宜补，辄中肯綮者，未易胜数。予生也晚，无由窥其全豹，此恨事也。且就此一卷而论，其所施清火豁痰之品，俱出人意外，高人一等。庸医之共见为虚寒者，彼独确见为痰、为火、为郁结，援引《内经》及丹溪、东垣诸说，指证明晰，穷诸原委，且为主病兼病之分，治标治本之论，次第不紊，详略昭然，真若饮上池之水而洞见脏腑者，岂同俗医之约略仿佛，见外症而不审虚实，举一节以概其余，或执一己之私，或矫同道之说，或剿袭①成方而不知通变，或故为奇异以示聪明，以他人之性命试我技术之短长者所可同日而语哉？若使先生果偏于清火，何以于后方所载，有时症而即施参、橘，后用六味丸收功，发热而急进参、芪，后用归脾汤调治。乃知虚弱之症，宜补而补，仍能补人之所不能补者也。偏于清火之说，可不辨而自明矣。僭②弁③简首，以为阅此书者解其惑。

　　　　　　　　　　　　　　　　庚午十月沣江同邱松山氏记

---

　　① 剿袭：抄袭。
　　② 僭：超越本分，为自谦之语。
　　③ 弁：置于前。

论疟疾——评《医宗必读》

久疟必虚①一句，最能误事。如果虚而有寒痰者，服之相宜。如疟久而有痰积于胃，又有阴虚而火盛者，服之必不宜。士材②议近世之医皆不明理，惟我独尊，此言过也。松江东门外有赵嘉树者，其人少年多欲，患疟经久，醇酒厚味不禁。求其速愈，请何士宗调治，用生姜一两，人参一两，煎服可愈。彼如其言，始觉爽快一时，后觉火热，即下为血痢，腹痛后重，昼夜三四十次。延余视之，至已告殂矣。此乃误补之故也，记之以告同志者。士材以阳为君子，阴为小人，热药为君子，寒药为小人，但《易》云一阴一阳之谓道，《内经》云无阳则阴无以生，无阴则阳无以化③，二者不可偏废。至于治症，当以元气为君子，邪气为小人，元气宜补，邪气宜去，寒热温凉，随病而施，中病而止，岂可多事温补，痛戒寒凉乎？《内经》病机十九条，属火者五，属热者四，属寒者一，则知属火热者多，属寒者少。用药治病，宜体《内经》之意，不宜专执己见，谈天说地，以惑后人。七十七老人沈璠谨议，俟后之君子裁酌是否。

---

① 久疟必虚：语出《医宗必读》卷七。
② 士材：即李中梓，字士材，华亭（今上海松江）人，明末医家，著有《内经知要》《医宗必读》等。
③ 无阳……以化：语见《类证活人书·序》，《内经》无此语。

目 录

肝火抑郁梦遗

汪周拔二令郎，年二十二岁。新婚之后，乃祖督课颇严，馆于别业，经年不入帏房，肝火抑郁而不舒，扰其精房而成梦遗。马元仪[1]以补肾涩精之药治之，甚至厥逆不醒，谓其为虚而欲脱，竟以参、芪、鹿茸、河车等药补之，日甚一日，肌肉消瘦，卧床不起，已经一载。于是延余诊视，时八月下旬，见其饮食少进，嗳气而大便燥结，五六日一解，语言默默，小便黄赤。诊其脉息，沉细带数。察其形，唇口面色皆红，肌肉虽瘦，润泽而不枯。夜间坐而不卧，无倦怠之意，日间只食薄粥二盏。按其胸腹，板硬不和软。此因补药太过，壅塞肠胃，气道不行，不能宣通，正所谓大羸有实也。因投以二陈加莱菔子、山栀、枳壳、香附、厚朴，冲元明粉服之，三剂后，大便去结粪三五块，胸次稍宽，语言稍出，又进滚痰丸三钱，又去结粪五六块，再服前煎方五六帖，大便去黏腻而黑色者不计。间与滚痰丸及清火理气之药，始得通泰。自是可进稀粥六七碗，然亦不觉大饥。又以保和丸加黄连，早晚服，两月后可进干饭。余往还两月，而门人蔡沧文居其家，常为调理，至冬至后步履如常，居宿于内。新春到舍

---

① 马元仪：马俶，字元仪，苏州人，清代医家，著有《印机草》，又名《马氏医案》。

奉谢，酬以千金。此康熙四十八年①之事，其人号丽天，至今无恙。今元仪谓是渠②调治而安，欺妄无耻，即此一案，可知其无不说谎，无一可信。而犹谬自著述，附会于他人之书尾，真鬼蜮也。雍正八年③海上沈璠，时年七十有八。《病机汇论》④后有马元仪医案。

火郁足冷

天老久服右归饮，其中有桂、附、甘草，甘缓不能下达肾家，桂、附之性留恋胃中，其热升而不降，所以两足不暖。河间云：两足冰冷者，此火不下降也，火降则足自暖矣。热药之性，积而不散，煅炼津液成痰。今交相火司天之年，夏暑熏赫之势，内伏之痰火得外风所触，故胸膈不宽，呕吐痰涎，汗出过多。此汗系胃中湿热痰火郁蒸而泄，即东垣所谓地之湿气即为汗也。诊得脉息左手沉弦带数，此肝火不静也；右手滑大，关部尤甚，此胃中痰饮不清也。恐其大便燥结，痰涎上壅而呕吐，酿成噎膈、反胃之症。《内经》云：三阳结谓之膈。丹溪云：噎膈之症，多起于血枯痰腻，多升少降，大忌香燥热药。惟以豁痰清火润泽之药，勿使大便燥结为第一着。

咳　血

在老，向有咳嗽之疾，缘劳心过度，外为风寒所触，

---

① 康熙四十八年：即 1709 年。
② 渠：他。
③ 雍正八年：即 1730 年。
④ 病机汇论：明末清初沈朗仲撰，马俶校补，刊于 1713 年。

内郁之火窃发，上干肺家而咳嗽，已经四载。今交相火司天之年，内外之火交相煽动，咳久肺络受伤，痰中带血。脉息左手弦细带数，右手虚大带滑。此系肾水不足，不能养肝木，肝火升腾烁金。《难经》云：东方实，西方虚，泻南方，补北方。理宜滋阴降火、纳气归元①之药治之，煎丸并进，并宜寂静调摄，庶不致喉烂声哑，酿成劳瘵也。

咳　血

可老，数年前曾患血症，服寒凉之药，得以相安。去年血症复发，他医误进热药，以致火来乘金而咳嗽。究其受病之原，肾水不足，不能荣养肝木，木火升腾，血随火沸而出。今岁少阳相火司天，内外之火交相煽动，致频咳而咽喉嗽痛，肺与大肠相为表里，火流肛门而发毒。目前脉息弦细带数。此肾水亏损，相火上炎，肺金受困之症，反以桂、附、炮姜等燥热之剂耗其肾水，烁其肺金，意欲求愈，难之至也。今且用滋阴降火保肺之药，并寂静调摄，不使咽喉作楚，庶有佳兆。

生地、麦冬、地骨皮、丹皮、川贝、苡仁、牛膝、知母、鲜百合、黄柏、瓜蒌霜，加茅根煎。

吐　血

因酒伤胃，胃中之血凝滞不散，随气上升而吐黏腻紫色之血。此瘀血也，理应理气消瘀之药治之，使气顺而不

---

① 元：此下原衍"源"字，据文义删。

上升，则血自下行而不至上逆矣。误用滋阴之药，遂致胃中之痰瘀不清，随致上干肺家而咳嗽，胸膈不舒，脉息弦滑，此系胃中之痰瘀不清，肝家有火之故也。暂用理气消瘀、清热和胃之药为治，俟胸膈舒畅，然后以滋阴之药为善后之计。治血症必先理气为主，顺气则血自归经，此万古不易之法也。

香附、山栀、桃仁、牛膝、郁金、广皮、枳壳、归尾、黄芩、丹参、茅根。

酒伤火郁

平素善饮，酒性大热有毒，贮于胃中，燔灼津液而发渴，因将寒凉生冷之物恣意而啖，致火郁遏不得发泄，流于经络而环跳作楚，入于肠胃而作血痢，达于肌表而皮肤作痒干燥，内火不得疏泄，扰其津液而愈渴，脉息沉涩。此郁火未经发越之故也，理宜和胃、清热、疏理之药为治，并忌醇酒、厚味、生冷等物。

煎方：白芍、甘草、黄连、黄芩、香附、厚朴、山栀、滑石、木通。

丸方：苍术、黄柏、黄芩、山栀、香附、广皮、枳壳、石膏、白蒺藜、木通，煎汤法丸。

伏　暑

季老，受病之源得之君火司天之岁，夏令炎热之时，感冒暑热之邪，以致大便泄泻，即《内经》所谓暴注下迫，皆属于火也。热邪上冲，心主血，肝藏血，肝为相火，两火相煽，则血随火沸而上逆。肝为将军之官，其性暴，主疏泄，其气郁而不舒，逆于腹中，则腹不宁而嗳气。《准绳》云：嗳气，火土之气郁而不舒也。气道不舒，故塞于语言也。肝火不得疏泄，上升则头眩，下降则腹作鸣。胃主肌肉，犯胃则肌肉跳动。扰其精房，则梦遗滑泄。心藏神，肝藏魂，二火相煽，则神不宁而卧不安也。阳事者，宗筋之会，肝之所循，火亢于上，故常举而不痿也。得以小便而痿者，肝火从溺而泄也，盖下有二窍，有水道，有精道，精道闭则水道开，水道闭则精道开。脉息沉而带数有力。种种诸症，皆系肝气郁而不舒，肝火不得疏泄之故也，理宜清肝火、疏肝气、利水道之药治之，自愈。但时值冬令闭藏之月，木火内伏，不能调达，至春气发生，木得疏泄，自然却去病蒂矣。

生地、黄柏、连翘、山栀、龙胆草、木通、青皮、香附、枳壳、夏枯草。

酒 伤

宾老，平昔嗜酒，酒性湿热，积于胃中，熏灼于口而舌为之糜碎，下注膀胱而小便为之浑浊，绵延已久，脾气久虚，饮食减少而觉无味，脉息短小。此脾虚而湿热未清也，理宜健脾气，清湿热，加味六君子汤为治。

人参、白术、甘草、熟半夏、广皮、藿香、黄连、石膏、葛根、白茯苓。

咳嗽吐血

阴虚火炎而吐血，上烁肺金，腠理不密，外邪乘虚袭肺而咳嗽，入于大肠，腹中作痛，下利见血，脉息洪大。此火得风而炽也，理宜疏风、理气之药为治，俟咳嗽稍平，然后以滋阴降火之药培其本。

苏子、杏仁、枳壳、广皮、前胡、薄荷、白芍、甘草、黄芩、香附，加生姜。

吐 血

苏州吴佐臣案：《经》云阳络伤则血外溢，因劳力过度，有伤胃络，血瘀胃中，则肝火上升，而吐所来之血厚而黏腻，此瘀血矣，理宜消瘀降火顺气之药治之。又因补之太早，余瘀未尽，所以今春复吐。既吐之后，阴血有亏，肝火上烁肺金而咳，脉息弦细带数。此肾水亏损、肝火妄动、肺金受困之象，理宜滋阴、降火、保肺之药为治。

生地、丹皮、麦冬、川贝、白芍、北沙参、黄柏、知母、瓜蒌霜、地骨皮，加莲肉。

鼻 塞

南汇①东门外周振育：《经》云九窍不通，肠胃之所生也。胃中痰积壅滞，不得通泰，所以鼻为之病。逐去胃中之痰积，使从大便而出，则鼻窍自利矣。

熟半夏、广皮、枳壳、香附、瓜蒌、山栀、莱菔子、黄芩、木通，加生姜，又服滚痰丸。

---

① 南汇：今属上海。

风痰郁而声哑

南汇东门外金时成，胃中有痰，外受风寒，郁而不舒，上干肺家，闭塞而声哑，非劳病久嗽之声哑也。

半夏、广皮、杏仁、苏子、枳壳、前胡、薄荷、黄芩、山栀、鲜菖蒲根，加生姜。

郁经闭作胀

嘉定王佩玉令姊，肝火郁于胃中，不得条达通畅，以致作胀，攻冲作响，注于大肠则为泄泻，脉息弦数，经事不至。此乃木郁土中，理宜扶脾疏肝之药。

香附、山栀、黄芩、枳壳、广皮、厚朴、青皮、白术、白芍。

遗　滑

东山夏姓，胃中湿痰随火下注精房而遗滑，误以补肾涩精之药治之，以致湿痰纠结于胃，饮食少进，难以运化，脉息弦滑，右手关部尤甚。胃中有湿痰，肝家有郁火也，理宜豁痰清肺之药治之。

半夏、广皮、枳壳、厚朴、香附、山栀、瓜蒌实，加生姜。

气结痰凝不寐

魏提莹，年六十九，平日劳心思虑，气结痰凝于胃，春三月得不寐之症，每至夜间胃中如焚，烦燥①不宁，目不交睫，昼则稍安，毫不倦怠，饮食虽进而无味。诸医俱云心血不足，用天王补心丹。有议心肾不交而用加味地黄丸，有议思虑伤脾而用归脾汤，愈觉日甚，将有发狂之兆。如此者两月余，延余诊视，面色红亮而浮，脉息沉小，滑而有力，关部尤甚。此乃肝火郁而不舒，胃中胶痰固结而不通也。《经》云胃不和卧不安，又云阳明病不得眠②。大便三四日一解。用礞石滚痰丸三钱，大便去黏腻之痰不计。以二陈、石膏、黄连、山栀、石菖蒲、钩藤、枳壳、瓜蒌实，连进四帖，即能安卧。然有时胃中如火，又用滚痰丸三钱，又去白痰碗许。仍用前豁痰清火之药，丸服，二十日全愈。一月后又停食冒风，胃脘作痛发热，用消导之药，平安。后用加味六君子汤调养，康健倍常。

酒伤口糜

分巡道朱一凤，幼孤而贫，读书作文，借酒陶情，湿热蕴蓄于胃中，上熏于口而糜烂③，愈后或每月一发，或二三发，发必咽痛而口碎，干饭入胃，痰涎溢出口角，已经六载，不能却去病蒂。雍正三年夏末秋初延余诊视，面色红亮，大便燥结，不渴，畏茶汤。先以苍术、厚朴、广皮、旋覆花、石膏、枳壳、黄柏、莱菔子、山药，连进三剂，颇觉相宜。细思湿痰非汤液所能治，即以前药去旋

---

① 燥：心焦急。
② 阳明病不得眠：语本《伤寒论·辨阳明病脉证并治》。
③ 糜烂：犹糜烂。

覆，加瓜蒌实，为末，用淡姜汤法丸，服半月，觉胸膈舒畅，大便去黏腻痰饮不计，口内不流涎，亦不糜烂矣。

痢后风

俊宜徐弘修，平昔嗜酒，则知湿热之蕴于胃者久矣。加以夏令热邪侵袭，至秋收敛于内，交一阳初动之时，内敛之邪流动发越而为痢，春夏邪气散漫，流注经络而作痛，俗名痢后风也。诊得脉息左手弦，右手弦且滑大，此湿热滞于肠胃，失于推荡，以致流注经络而肢节肿痛，治宜理滞气、清湿热之药。

厚朴、枳壳、广皮、木通、滑石、苍术、黄芩、黄柏、秦艽、桑枝。

郁如疟胃痛

张寿南，肝火郁于胃中，不得疏泄，而寒热如疟，胃脘或时作痛，脉息洪大而弦滑。此胃中有痰，肝家有郁火也。宜豁痰理气疏肝之药为治，并宜清虚淡泊，则胃中清爽而痰自无矣。

柴胡、青皮、半夏、广皮、山栀、香附、黄芩、甘草、枳壳，加生姜。

暑疟便血

松江张殿舟，天禀素弱，肾水不足，夏令兼暑热之邪，至秋发疟，疟愈而暑邪未清，补剂与荤腥太早，致余邪未清，流注于背脊肢节之间作痛，扰其胃中之血下流而为便红。至春令发生之月，余邪外达，复寒热如疟。交夏令，内伏之火炎炎而炽，加之酒热助火，胃中之血随火而升。脉息左手弦数，此肝火妄动也；右手洪大，此胃中之火不静也；火来烁肺，故痰中带血。肺气布于胸膈，致气升不舒。目下降气清火，火降则血降，治血必先理气，气降则血自归经，而不致上逆矣。暂用理气清火，服四剂后，胸次舒畅，气不上升。然后以滋阴降火、清金保肺之药治其本，并宜戒恼怒，忌一切肥腻辛辣醇酒厚味为主。

生地、苏子、郁金、丹参、枳壳、黄芩、山栀、枣仁、蒌仁、白芍、川连、牛膝，加荷叶汁、茅根。

郁 痰①

唐露玉令堂，肝家之火郁而不舒，煅炼津液成痰，随火上升咽嗌之间，结成有形之象，升降无时，上升则头眩耳鸣，降下则两足麻痹而热。脉息左手弦数，右手带滑且大。此乃郁痰症也，理宜和胃豁痰清肝之药治之，并忌醇酒厚味，戒恼怒为要。

川连、黄柏、石膏、半夏、广皮、香附、山栀、桔梗、甘草、瓜蒌、夏枯草，加生姜。

丸方加川贝，夏枯草汤法。

胎前胀满

太仓钱因之令媳，娘娘②平昔有肝火，所以善怒。每

---

① 郁痰：此标题原无，据本案文义补。
② 娘娘：对女性长辈或年长女性的尊称。

每产后必作血晕，此因肝火而作晕也。怀娠之时肝气郁而不舒，郁之既久则产后空虚，其火上冲而晕。平时两足冰冷，此火不下降；火气上蒸于头，则发堕。目下怀娠六月，腰痛而带下，饮食少进而作胀，脉息弦数。此肾水不足，不能荣养肝木，郁于脾土之中。恐火气扰其血分，而有堕胎之虞，理宜扶脾疏肝清火之药治之。

白术、白芍、条芩、枳壳、香附、广皮、白茯苓、黄柏、甘草。

火郁胃痛

崇明龚永和，痰火郁于胃中，不得通泰而作痛。用通利之药肛门觉热，小便黄赤，此火气下降也；因痛而饮烧酒得以暂止者，盖热得热则同气相求，似乎相安，而实助其为患也。理宜清火和胃理气之药为治。

半夏、广皮、黄芩、石膏、香附、山栀、青皮、枳壳、黄柏、瓜蒌实。

咳嗽吐血

扬州东门外顾友仁兄，饥饱不时，恼怒伤肝，有伤胃络，《经》云阳络伤则血外溢，致吐瘀血，已经四载，不时窃发，去血过多，阴分受伤，肝火上烁肺金而咳嗽，痰涎颇多。脉息左手弦而带数，此肝火妄动也；右手又见滑大，此胃中有痰也。先宜戒恼怒，省言语，调饮食，避风寒暑热，静养调摄，并服滋阴降火、保肺清金之药为治。

生地、丹皮、川贝、麦冬、白芍、广皮、地骨皮、瓜蒌霜。

阴虚感寒咳嗽

昆山邵政平令郎，肾水不足，不能荣养肝木，肝火上升，外受风寒，胃中之痰随火上干肺[①]家而为咳嗽，用发散之药升提其火，以致吐血咳嗽不止，痰涎颇多，至五月初复发，脉息弦数。此水衰火亢、肺金受困之症，理宜滋阴降火保肺之药治之。

生地、丹皮、麦冬、白芍、地骨皮、丹参、黄柏、知母、牛膝、贝母，加茅根。

胀 满

东山刘永传，疟痰之后，饮食不节，脾伤不能运化而成积滞，胸腹胀满，按之坚实，日渐以大，大便或结或溏，后重不爽快。面色痿黄，脉息左手沉弦，右手滑大。此肝气郁而不舒，胃中积滞纠结不清也，理宜扶脾胃、疏肝气、消积滞之药。

白术、枳壳、半夏、广皮、香附、山栀、厚朴、青皮、山楂、莱菔子。

胃 痛

濮院[②]吴廷来，胃脘作痛而呕吐，乃肝火郁胃而成，误服热药，几至危殆。用清火和胃之药，呕吐已平，但郁

---

① 肺：原作"肝"，据集成本改。
② 濮院：镇名，今属浙江嘉兴。

火未清，有时上逆，脉息弦数。此胃不和而余火未清也，当以和胃清火之药治之。

新会皮①、熟半夏、香附、山栀、石膏、瓜蒌、陈枳壳、青皮、连翘、生姜。

胸肋痛

平湖陈晋公，平素多思多郁，肝火抑于胃中，不得疏泄，煅炼津液成痰，阻滞气道，饮食入胃，则作胀而痛。近因春令肝木用事，恼怒伤肝，以致左肋作痛，以手按之亦痛。肝为藏血之脏，怒则伤肝而血为之郁，《经》云大怒则血②菀于上，令人薄厥，将来虑其随火上升而吐，脉息沉弦而涩。此瘀血阻滞胃中作痛也，理宜行滞消瘀理气之药治之。今先用一味大黄丸，以逐胃中之血③从大便而出。并虑其成噎膈④之症也。

桃仁、归尾、滑石、郁金、牛膝、香附、山栀、青皮、半夏、广皮。

大便黑色，知其有瘀血也，服酒蒸大黄丸二钱。大便去结粪黑色黏腻之物不计。肛门觉热，则知郁与瘀血无疑矣，但胃中尚未清爽，所以胸膈不能宽畅。背心作痛者，此肺腧也，《经》云诸气膹⑤郁，皆属于肺，因郁之久，火气不能通达，以致作痛。今诊得脉息弦大带数，因服通利

---

① 新会皮：产于广东新会的陈皮。
② 血：原脱，据《素问·生气通天论》补。
③ 血：清白里本作"瘀"，义胜。
④ 膈：原作"嗝"，据清白里本改。
⑤ 膹：原作"愤"，据《素问·至真要大论》改。

之药，火气得以发泄故也。调治之法，先讲开郁消瘀润大便为要。结则胃脘不通而痛，《内经》云三阳结谓之膈，三阳者大小肠膀胱也，结于下则反之于上，而噎膈之症来矣。常将汤液滑润之物滋其大便，并服蔗浆、梨汁、芦根汁，勿使大便燥结为妙。

白芍、甘草、桃仁、当归、郁金、香附、山栀、枳壳、半夏、广皮，夏枯草煎汤法。

喉间痰核

黄江泾沈上林令堂娘娘，受病之原，得之恼怒抑郁，郁于胃中，煅炼津液成痰，随肝火上升于结喉，皮里膜外结成痰块，气滞而日渐以大。《内经》云荣气不从，逆于肉里，乃生痈肿，因气滞而痰凝不散所致也。脉息左手沉弦，右手关部独见沉滑，肝家有郁气郁火，胃中有胶痰纠结。理宜理气豁痰之药为治，并忌醇酒厚味等物。

半夏、广皮、莱菔子、蒌实、枳壳、香附、山栀、黄芩、夏枯草、白芥子、青皮。

丸方加生姜、海石①、竹沥。

咳　嗽

寿南兄，去冬感受寒邪，背脊恶寒，寒束其火，不得疏泄，流注于胸胁之间，攻冲于胃，或痛或不痛，寒热似疟。此冬令寒邪至春发越，故为寒热也。误用参、芪、白

①　海石：海浮石。

术闭其腠理，邪气内伏，故寒热虽止而不清，肺家则为咳嗽，脉息洪大而弦。此内火郁而不舒，理宜豁痰理气疏肝之药治之，连进数帖，自然全愈矣。

柴胡、黄芩、甘草、枳壳、半夏、青皮、广皮、山栀、香附、前胡，加生姜。

吐 血

常州江甸芳，幼时有梦遗之症，此肝火妄动，扰其精房而来。医者俱以补肾涩精之药涩之，其火不得下降，反以桂、附助其火，其火愈炽而上升，血随火沸而衄血。今值纯阳之月，内火与外火交相煽动，而胃中之血大吐不止，胸膈不宽，喉中作痒，此吐后不归经之血留滞膈间，肝火郁而不舒；脉息左手弦数，右手洪大有力，此胃中余瘀未尽，肝火不静。理宜消瘀清火理气之药治之，并宜清虚淡泊，一切醇酒厚味暂宜停止，俟胃中气降火降，胸膈宽舒，然后议调补之法为善后计。

桃仁、归尾、香附、山栀、牛膝、丹参、白芍、青皮、滑石、黄芩、茅根一两，先服酒蒸大黄三钱。

咳 血

青浦潘丽文兄，饥饱不时，外邪乘虚袭肺而咳嗽，痰中带不鲜明之血些少。因不避风寒，不忌荤腥，误作劳症吐血而医治，郁其血，邪在内不得发越，绵延至今，咳嗽日甚，嗽极则呕，胸膈不舒，大便滑泄，小便黄赤，肛门发热。脉息左手弦大带数，右手滑大带数。此胃中有痰，肝家有火，郁之既久，乘夏令火气发越之时，肺家之火流注于大肠而为滑泄，并非脾虚作泻也，理宜降气豁痰清火之药为治。俟胸膈舒畅，痰火下降，肛门不热，小便清白，然后以滋阴之药培其本。暂忌醇酒厚味等物为妙。

半夏、广皮、苏子、杏仁、香附、石膏、黄芩、山栀、甘草，加生姜。

胸胀梦遗

平湖王永年，胃中之痰随火升降。昼则行阳廿五度，随火上升，滞于胸膈而作胀，按之有形，饮食难以下达；夜则行阴廿五度，随火下降而胸次舒适，注于精房而为梦遗。脉息弦滑有力。此胃中之痰随火升降而为患也，理宜豁痰清火之药治之。

半夏、广皮、蒌实、黄柏、枳壳、香附、山楂、莱菔子、川连，加生姜。

木火乘金胁痛

上洋马头渡李云甫媳，廿四岁，于二月十四日患胁痛气喘，不得卧数日。诸医皆以风寒发散，或用降气等药，不能取效。平希于以为肺胀，法在不治。余适往外家①，经过门首，邀余诊视。见其面青气喘，两胁作痛，不能合眼而卧，其母其姑②俱备后事，在患者之旁，患者见之泪下。诊其脉两手弦急，无痰声，鼻不煽，无汗出。即云未

---

① 外家：妻子的娘家。
② 姑：女子对丈夫的母亲之称，犹今言婆婆。

为绝症，后事且缓，病者安心，心安则能安枕，此亦法也。此症当春令肝木旺之时，木火乘金。因拟一方，白芍、甘草、瓜蒌、川贝、黄连、石膏、广皮、钩藤、苏子，用生铁一两煎汤煎药，一剂后即能安卧。平希于至，见其安卧，问余用何药。此症木旺，故用钩藤、生铁助金以平肝，黄连清心火，石膏清肺平肝，苏子降气，川贝、广皮、瓜蒌降痰润肺，白芍、甘草缓肝。彼亦心服，后皆希于调治而安。

郁火便结

浙江西新城李益书，平素服八味丸、归脾汤，数年后觉胃中痰火郁结，大便五六日一解，头面烘热而红。此因桂、附太多，积热于胃，煅炼津液成痰，脉息数大。用清火疏理之药，病势稍减。然苦于大便燥结，胸腹如燎，此郁火不能外达，用凉膈散一两以泻其郁火，十月初旬用药起，至次年正月下旬，腹中舒畅，肛门不热，后服滋阴降火之剂而愈。

伏 暑

川沙北门外金隆吉令郎，二十二岁，七月初旬患时症，发狂谵语，气急痰升，不能安卧。诸医以黄连、石膏、连翘等清火之药治之，半月不愈。迎余诊视，面色唇口皆红，身无大热，按之胸腹和软，大便滑泻，小便清利，痰声作齁，脉息虚大，不能安卧。细究此症，若阳明胃实，大便必结，胸膈按之必实，舌必黄胎，今无是症，观其小便不禁而利，惟痰声齁齁，此乃少年不谨，暑热之邪伤其元气。清热之药已多，不能见效，难于下药，以人参一钱，橘红一钱，煎，徐徐与之，以扶气而化痰，服完平安，又复煎与之。一晚计服人参七钱，橘红七钱，两日共服人参、橘红四两，痰声下降，人事清爽而熟睡。后用六味丸、生脉散调治而愈。

胎　前

柴场湾唐卢在令政①，怀娠七月，正月春初倏而眩晕，两手瘛疭，不能言语，不省人事，面色红亮，脉息左手弦而带数，右手滑大有力。此肝火炽盛，上冲于胃，胃中之痰扰心肺之窍，而昏聩不省人事，因此而胎亦堕②。用二陈加黄连、钩藤、山栀、鲜石菖蒲、胆星、枳壳、郁金，冲童便、梨汁、竹沥、姜汁，连进两剂，即能开口而知人事，小产彼亦不知。后用凉血，生地、丹皮、钩藤、丹参、黄连、广皮、郁金、石菖蒲、甘草，加莲子，调治而安。

伏　暑

苏州阊门③外益隆号程希文，伏暑未清。叶天士用参、术补之，以致胸腹作胀，攻冲不宁，不能安卧，已经两月。至十月十五日，延余诊治。小便黄赤，饮食不进，用

---

① 令政：犹言"令正"，对他人妻之敬称。
② 胎亦堕：原作"肺亦随"，据集成本改。
③ 阊门：苏州旧城八门之一，春秋时吴王阖闾始建。

二陈加厚朴、麦冬、香附、黄连、滑石、枳壳，四剂而诸症皆退，后用六味而全愈。

痰火郁胃

阊门外上津桥陈朋文令郎，正月患咽喉作痛，用滋阴清火之药，咽痛已除，而胸膈满闷，痰涎上壅，饮食不进，不得安卧，已经两月。邀余诊视，门人杜良一同往。诊得脉息甚大，口亦不渴，惟见痰涎上壅，胸中满闷而不能进饮食。此胃中有痰而不得卧，用滚痰丸三钱，下顽痰不计，即能安寝而胸前舒适。后用二陈加石菖蒲、钩藤、枳壳，连进四帖而愈。

郁 火

徐门外蒋奶奶，寡居七载，劳心抑郁，肝气不能条达通畅，以致滞下，腹痛后重，胸膈不宽而恶心。时当初夏，叶天士以为不足之症，而用人参、人乳等补剂。适余在吴门，延余诊视，门人杜良一同往。诊得脉息弦大带数，腹痛后重，肛门如火，口干气急。此肝家郁火下注而为滞下，上升而呕恶，胸膈不宽。用黄芩芍药汤加厚朴、枳壳、香附、山栀、黄连、滑石、木通，一剂腹痛顿除，饮食可进，连用四剂，痢止胸宽。后用香附、广皮、厚朴、枳壳、黄芩、黄连而愈。

劳倦□□

上洋南关外周襄文，七月初往松江完粮，途中奔走百有余里，兼之饥饿，发热自汗不止，倦怠乏力，语言难出，脉息虚大。诸医以为冒暑，议用香茹饮。延余诊视，脉息虚大无力，汗出如注，无气力转动。即曰：此热伤元气，饥饿劳倦所致。即以黄芩①二钱，人参一钱，白术二钱，麦冬二钱，五味子九粒，连进三服，汗敛神清，以粥食与之，始得安卧。后用归脾汤、生脉散而愈。

消渴足痿②

崇明沈尚其，三消之症不一，有火衰不能蒸其津涎上腾，小便清白而味甘者。昔汉武帝患此，张仲景以八味地黄丸治之，今尚其正是此症。服药已稍愈，惟口内干燥，小便如膏，足痿无力，乃虚火上炎，肺金受烁，《内经》所谓痿皆属于肺热，脉息虚大。理宜生脉散治水之上源，八味丸补火为要。

煎方：人参、五味、麦冬、玉竹、黄芪、生地、金石斛、天冬、莲肉。

丸方：熟地、山药、泽泻、茯苓、丹皮、天冬、麦冬、五味、萸肉、肉桂、附子。

郁火挟饮

崇明黄士端，肝火郁于小腹，外为寒凉所遏，不得伸越，以致结成有形之象，稍有所触，上干肺家而作痛，攻

---

① 黄芩：集成本作"黄芪"，义胜。
② 消渴足痿：此标题原无，据本案文义补。

冲①不宁而呕逆，脉息左手沉弦而带数，右手沉滑有力。此肝家有郁火，胃中有痰饮也，理宜清肝火、疏肝气、和胃豁痰之药治之。

半夏、广皮、香附、山栀、黄柏、桂枝、麦冬、枳壳、莱菔子、生姜。

气结小腹②

黄士端后案：气结于小腹之右边，有形一条坚硬。此系外受寒邪，郁其肝火，不得疏泄，遇冬令潜藏之月，火气内伏，稍触寒邪，则干于胃而胸膈胀满，当以疏肝和胃清火之药为治。

苏子、桂枝、沉香、枳壳、黄柏、香附、山栀、青皮、半夏、橘皮、瓜蒌、莱菔，加生姜。

饥饱伤胃

崇明沈天章，饥饱不时，胃络受伤，血瘀于胃，此③致胸膈不宽而吐黏腻之血，屡次窃发，脉息弦数。此乃胃中痰瘀纠结不清也，理宜消瘀理气豁痰之药为治。今晚先服酒蒸大黄丸二钱，以逐胃中之瘀滞，使得下行，清晨方可以煎方服之。

桃仁、归尾、牛膝、丹参、滑石、半夏、橘红、香附、瓜蒌、枳壳、莱菔子，加生姜。

---

① 冲：原脱，据集成本补。
② 气结小腹：此标题原无，据本案文义补。
③ 此：集成本作"以"，义胜。

停瘀吐血

沈天章后案：瘀血留滞于胃者日久，服消瘀煎剂、大黄丸二服，其血已从大便去矣。但去之犹未尽，再当以消瘀之药渐渐消之，使之下行，俟胸膈舒泰，气不上升，即停丸药。如觉气升而逆，恐其血来，即以此方服之。

广皮、半夏、香附、丹参、桃仁、牛膝、枳壳、瓜蒌、郁金、滑石、山栀、茅根。

丸方即以本方加莱菔子。

伏　暑

崇明袁达九，夏感暑湿之热邪，加之饮酒太过，蕴蓄于胃，不能通畅，以致胸膈不宽，饮食不进，面色带黄，小便短少而赤，大便燥结，脉息左手带弦，右手滑大有力。此乃胃中湿热积滞未清也，当以清湿热、和胃理气之药治之。

半夏、莱菔子、瓜蒌、滑石、厚朴、广皮、香附、山栀、木通、枳壳，加生姜。

平湖江尚安，去春时症之后，不忌荤腥，致肺金不清，咳嗽吐血。延至冬令火气潜伏之时，内热更甚，上升而烁肺金，咳嗽日甚，胸膈如燎。下注而肛门发毒，大便不实。目前夏令炎炎之势，不足之金，奚[①]堪燔灼？脉息

---

① 奚：原作"虚"，据集成本改。

细数无神，此乃水衰火亢、肺金受困之象。虽大便不实，乃肺虚因热而跗肿[1]，非脾虚之症，燥脾[2]之药不宜多服，惟以滋阴保肺清热之药为治。

生地、麦冬、丹皮、苡仁、橘红、白芍、地骨皮、白茯苓、川贝，加莲肉。

水不涵木　火灼金伤　咳嗽吐血

太仓沙头镇孙圣祥，平素善怒躁急，内有肝火，得外之风寒所触，上干于肺，而咳嗽之极则血随火沸而吐出，脉息弦数。此乃肾水不足，不能荣养肝木，肝火上炎而烁肺，肺金受困之象，理宜滋阴降火、清金保肺之药，并宜戒恼怒，慎起居，不至酿成劳瘵也。

生地、丹皮、麦冬、地骨皮、广皮、川贝、瓜蒌、黄柏、知母、杏仁、砂仁，加莲肉。

肾虚　气不归原　嗽喘

下沙王敬哉，血症之后，肾水不足，虚火上炎烁肺，气不能纳藏于下，上升而咳。因肾纳气，肺布气。肾虚气不归源，故稍有动作言语则气上升而咳嗽，脉息虚大，两尺尤甚。乃肾虚气不归源也，理宜补肾纳气之丸治之。

熟地、萸肉、丹皮、山药、茯苓、泽泻、五味、枸杞、菟丝子、磁石、玉竹、麦冬、白芍、莲肉、砂仁。

---

① 肿：原作"踵"，据文义改。
② 燥脾：原作"肺烁"，据集成本改。

水亏火亢　咳嗽吐血

王敬哉令爱，女子十四而天癸至，今逾期而不至者。此先天之真阴不足也，况有咳嗽吐血①之症，乃水衰火亢，肺金受困之象，理宜滋阴降火保肺之药为治。

生地、丹皮、地骨皮、归身、黄芩、白茯苓、花粉、麦冬、白芍药、玉竹，加莲肉。

痰火滞胃不能卧

五灶蔡六老，胃中痰火纠结不清，干清虚之府，以致不得安卧，神魂不宁，脉息弦滑。此乃痰火充塞于胃也。先以滚痰丸二钱，淡姜汤下之，使痰从下窍而出。然后用豁痰清火之药，并忌醇酒厚味为要。

半夏、化橘红、枳壳、钩藤、黄芩、瓜蒌、莱菔子、石菖蒲根，加生姜、竹茹。

水衰火亢咳嗽

新场程君灿，先天肾水不足，相火妄动，上烁肺金，外邪乘虚袭肺，发为咳②嗽。已服过疏散之剂，外邪已去，惟有火气上炎而干咳嗽，脉息弦数。此乃水衰火亢，肺金受困之象，理宜滋阴降火清肺之药为治。

生地、丹皮、麦冬、杏仁、川贝、苏子、瓜蒌仁、黄芩、山栀、地骨皮，加莲肉。

---

① 血：此下原衍“红”字，据集成本删。
② 咳：原作“嗽”，据集成本改。

程君灿后案：服滋阴清肺之药，咳嗽稍减，夜可安寝，脉息不数，此渐愈之佳兆也。但必得煎丸并进，并静养调摄，可免劳瘵之疾也。

煎方：生地、丹皮、麦冬、川贝、玉竹、知母、黄柏、地骨皮、苡仁、瓜蒌霜，加莲肉。

丸方：熟地、生地、天冬、麦冬、茯神、枣仁、黄柏、知母、丹皮、地骨皮、川贝。

伏暑挟痰鼻衄

北一灶杨启林，去冬患疟，三日一发，此内伏之暑邪与胃中之痰积互为患也。又因饮食不节，郁而为热，胃中火气上升而鼻衄，绵延至今不愈，脉息弦大带数滑。此胃中痰积未清也，先宜清虚淡泊，临发之日只宜以薄粥养之，服豁痰疏理清热之药。

柴胡、半夏、广皮、香附、枳壳、厚朴、黄芩、甘草、知母、青皮、熟石膏，加生姜。

火　吐

金泽蒋元信，食入即吐，是有火也，脉息洪数。此肝火上冲于胃而吐也，理宜和胃清火之药。

半夏、广皮、茯苓、香附、山栀、石膏、黄柏、白芍、黄芩，加生姜、竹茹、茅根。

水衰火亢咳嗽

嘉定西门朱圣希，先天肾水不足，相火上炎，销烁肺金而咳嗽，午后发热，脉息虚大带数。此水衰火亢也，理宜滋阴降火保肺之药为治，并宜绝嗜欲，戒恼怒，静养调摄，不至酿成劳瘵也。

生地、丹皮、麦冬、白茯苓、地骨皮、葳蕤、川贝、沙参、枸杞、白芍药、川黄柏、莲肉。

停食胀

平湖张御仁，饮食过饱，停滞胃中，纠结成痰，胸膈胀满，按之坚实有形，面色带黄，脉息沉滑带弦。此胃中湿热所积，纠结不清也，恐其成黄疸鼓胀之疾。理宜清湿热豁痰之药治之。

苍术、厚朴、半夏、橘红、枳壳、山栀、滑石、青皮、香附、黄芩、莱菔子，加生姜。

先用一味熟大黄丸二钱，砂仁汤下，后服煎方。

便　血

黄维思令姪，胃络受伤，《经》云阳络伤则血外溢。大便去黑血如痢，胁肋与小腹作痛。此瘀血下行而为恶利①者，吉兆也。理宜清瘀降气之药逐其瘀血下行，以当归补血汤固其外卫，不使元气散失。

桃仁、归尾、牛膝、郁金、青皮、香附、白芍、山栀、枣仁，加茅根。

再用黄芪、当归不时煎饮，频频服之以代茶。

---

① 利：集成本作"痢"。

火灼金咳嗽

黄维思令姪后案：血症之后，阴分已亏，虚火灼肺而咳，面色萎黄，大便不实，脾肺之气虚也，脉息虚大带数，此真阴亏损，肺金受困之象。大凡咳嗽之病，当以生脉散、地黄丸治之。赵养葵①所谓咳嗽不治肺而治肾，肾气纳藏于下，不上升则不咳矣。暂以补肾纳气之药治之。

六味加麦冬、五味、枣仁、砂仁。

仝②上后案，《准绳》云诸血症皆以胃药收功，此一定之理也。咳嗽内热，皆肺气虚而不能固其外卫，外卫不固而汗出，风邪乘虚袭之，而咳嗽愈作矣。万不可以寒凉伤其胃③气，使大便不实而饮食少进，则难于调治矣，当以扶脾保肺之药治之。

黄芪、茯苓、苡仁、山药、枣仁、广皮、五味、麦冬、砂仁，莲肉为末，荷叶汤法，人参汤下。

喉 闭

新场闵若洲家一仆妇，为乳母，年满归，适中秋往候④，因食梨藕生冷之物，一时喉间锁定，不能出声，不知痛痒，手足冰冷，面色白而带青，脉息沉伏，汤药不

---

① 赵养葵：赵献可，字养葵，鄞县（今属宁波）人，明清间医家，著有《医贯》等。
② 仝：集成本作"同"。
③ 胃：原作"卫"，据集成本改。
④ 候：原作"俟"，据集成本改。

进，束手无策。余将紫金锭姜汤磨灌，渐渐喉间气降，有声宽舒，开口后用二陈加理气之药为^①安。亦因郁怒而食生冷之物也。

厥

又治裁衣费姓之女，年已二十外未嫁，忽然倒仆，手足冰冷，面色青，无痰声，不开口，脉息伏。亦用紫金锭，开口进药而愈。如此症者甚多，凡遇不开口，无痛楚，忽然而起者，先以开通关隘为第一着，语言得出，可以得生。若认为虚，妄投人参者，无有不死，戒之慎之。

评张景岳咽喉条内。

泄 泻

新场徐兴若，大病之后，脾肺之气已虚，所以大便作泻，而肛门下坠，四肢倦怠无力，脉息虚软。此气虚下陷之故，理宜加味补中益气汤治之。

人参、白术、黄芪、归身、柴胡、升麻、茯苓、五味、甘草、广皮、木香煨、麦冬，加砂仁、荷叶蒂。

痢

余治胡政之痢，其年七十二岁。先胸膈不宽，饮食不进两月余，自以为膈症，与诸老友诀别，往太仓调理。至八月初患痢，血积稠黏，里急后重，肛门如火。诸医以为

① 为：集成本作"而"，义胜。

年老气血衰耗，以培脾胃为主，其痢更甚，且烦燥内热，饮食绝然不进而兼恶心。延余诊治，脉息滑大，肛门如火，小便不利，后重逼迫。余用大黄、槟榔、枳壳、黄芩、厚朴，为丸服之，大下红积不计，胸腹稍舒，热势更甚。用井水调益元散，连饮三碗，其肛门之火热①如焚，因凉水清其火而下降。仍用西瓜水不时呷之，服药以黄芩、白芍、枳壳、滑石、厚朴、槟榔、金银花、木通，连进十五剂，月余痛②势平安，胸膈通泰，饮食大进而愈，寿至八十六。若此时以温补培其本，必然至死。然清火而不用黄连者，恐厚肠胃而大便愈难也。槟榔性如铁石，里急后重之圣药。评张景岳痢疾条内。

痢

华玉英令郎琴五，患痢，大便泻血水，一日夜五六十次，里急后重，肛门如火，小便不利。诸医用和血调气利水之药，不能取效。余诊视，脉大而数，唇口俱红。余曰：如此暴注下迫，皆属于火。津液枯耗，焉得小便？惟以水能制。用井水调益元散，并以西瓜不时与之，小便即来，用芍药汤加芩、连、枳壳之类，半月平安。计饮凉水益元散十三碗，西瓜四十余枚而愈。评景岳痢疾条内。

疟痢

新场朱次章，患疟痢，积滞紫红黑色，腹痛后重，口

---

① 热：原作"势"，据集成本改。
② 痛：集成本作"病"，义胜。

渴善①饮，食物不进。投大黄清火之药，连下数次，并以西瓜益元散不计，得以热退身凉，两月而愈。参、术补气之类俱不用，以凉血滋阴而收功。

痢

新场叶砚孙，春时患膈症，饮食不进。用清火豁痰之药，并蔗汁、芦根汁饮之。至八月初间，下痢红积，里急后重，用槟榔丸通之，又用芍药、黄芩、黄连、滑石、当归、枳壳等药而痢止，胸膈亦宽，饮食渐进。后以滋阴之药煎膏调理，痊愈。评景岳痢疾条内。

痰 中

芦店周西扶，因恼怒抑郁，动其肝火，上干胃家，痰随火升，闭其心窍，以致舌音不清，语言蹇涩，口流痰涎，脉息右手滑大，左手弦数。此肝家有郁火，胃中有痰饮，乃类中之基也，理宜豁痰清肝之药治之，并戒恼怒，忌醇酒厚味等物。面色亦红甚。

半夏、橘红、天麻、石膏、连翘、黄连、瓜蒌、枳壳、黄芩、香附、钩藤、石菖蒲。

伏 暑

吴江八拆镇钱士能，因感受暑热之邪而血痢，愈后不忌荤酒，以致未尽之暑邪留于肠胃而发疟疾。疟愈，其暑

---

① 善：集成本作"喜"。

热之邪流于经络而作楚，小便黄赤，腹中常不舒畅，似乎有形，脉息沉弦带滑。此暑热之邪未尽之故也，理宜清暑热之药为治。

半夏、广皮、枳壳、厚朴、柴胡、黄芩、木通、滑石、香附、生姜。

后案：伏邪已经三载，虽用疏通清火之药，其浊气攻冲为患，脉息带数。犹恐饮食不节，复感暑邪而为疟也。理宜疏理清热之药治之，先用滚痰丸二钱，淡姜汤下。

产后瘀滞

产后四日，胸膈不宽，小腹作痛。此皆瘀血气滞之故。先宜薄粥将养，然后服消瘀理滞之药。

香附、青皮、桃仁、山楂、延胡、广皮、益母草、丹参、赤芍、枳壳、砂仁。

千墩唐鲁玉令堂后案：据述服煎药十二剂，两足热痛已除，嗌间之块亦去，此药已对病，渐愈之佳兆也。今拟一方，将前方服完二十剂，即以此方接服，交至秋冬再商治法。

半夏、广皮、莱菔子、瓜蒌、土贝、黄柏、山栀、香附、桂枝、夏枯草、石膏、生姜。

鲁玉令堂后案：据述服前方二十剂，咽喉之间块已消，胸膈之间饮食即痛。此因恼怒气滞，痰聚胸膈而作痛也。先以滚痰丸二钱，淡姜汤下，以逐胃中之痰，使其下行，则胸膈宽而饮食不痛矣。

半夏、瓜蒌、香附、枳壳、山栀、广皮、莱菔子、石膏、黄芩、生姜。

丸方即以此方加天麻、黄柏、土贝，用夏枯草煎汤法，木通汤①送下。

蓐劳嗽

塘西顾刚宗弟妇，病起于产后感冒风寒，胃中之痰火上干于肺而为咳嗽，熏灼于上而口发疳疮，绵延一载，至春肝火上升，痰涎多而口干燥，咳极则呕，脉息弦数带滑。此胃中有痰火，得外邪触动为咳嗽，久则成蓐劳之症。暂用豁痰降气清火之药，继以滋阴保肺之剂治之。

半夏、广皮、茯苓、苏子、杏仁、枳壳、桑皮、黄芩、石膏、地骨皮、生姜。

咳　嗽

东洞庭山陈康源，去冬感受寒邪，胃中之痰火为寒邪所郁，不得发泄，上干于肺而咳嗽。又不忌荤酒，不避风寒，误服滋阴凝滞之药，肺窍闭而声哑，已经半载，不能却去，脉息左手弦大，右手滑大有力。察其面色红亮，其痰②亦不易咳出。乃郁痰郁火为患，失于调治而然也，理宜豁痰理气之药治之。

半夏、瓜蒌、枳壳、黄芩、石膏、杏仁、苏子、广皮、莱菔子、桔梗、甘草、桑皮、生姜。

---

① 汤：原脱，据集成本补。
② 痰：原脱，据集成本补。

瘀血痢

千墩李惮生，胃中瘀血未尽，用补涩之药止之，所以连年①不愈，屡次窃发。此肝火下注肛门而肛脱，非气虚下陷之故，漫用补中益气，致肝火郁而不舒，所以后重逼迫，肛门愈坠，脉息滑大。此胃中余瘀未尽，肝火瘀而不舒②，去血而肛门不坠。若肠红，无腹痛之理，此系血痢，故后重逼迫也，补药断不可服。

白芍、黄芩炒、厚朴、青皮、山栀、枳壳、黄柏炒、香附、丹参、甘草。

痰火　咳嗽见血

乍浦路又高，向有咳嗽之病，遇风寒即发，此痰火咳嗽也。今交夏令火旺之候，胃火痰火为外邪触动，上干肺家而咳嗽愈作，误认为劳症，以何首乌、熟地、枸杞温补之药，闭其肺窍，加之肥腻不忌，咳嗽日甚。咳久，火炎于上，扰其胃中之血而吐血。内火不清，销烁肌肉。凝滞之药入胃，纠结成痰，不知饥饱，饮食不进，已经两月，精神困惫。脉息左手带弦，右手滑大带数。此肝火妄动，胃中之痰火燔灼肺金。兼之舌胎紫色，知伏火在内无疑也。理宜和胃豁痰清火之药治之。

半夏、广皮、苏子、杏仁、瓜蒌、桔梗、黄芩、枳

---

① 年：原脱，据集成本补。
② 所以后重逼迫……肝火瘀而不舒：此27字原脱，据集成本补。

壳、桑皮、山栀、石膏、甘草，加生姜。

怔 忡

双林韩佐相，患怔忡，三载不愈。时医俱用景岳之言而进补剂，参、芪、地黄，群补毕集，日甚一日，就诊于余。余用豁痰降火之药一服，其夜即大减。后以温胆汤加山栀、黄连、石膏、胆星、枣仁，丸服，不一月而愈。评景岳怔忡论。

暑 疟

崔场官令堂，受病之原，得之忧思抑郁，气道不行，津液聚而为痰，阻滞不通，所以胸膈不宽而满闷。外受暑热之邪，互相为患而为①疟疾。《内经》云：夏伤于暑，秋必疟疾。寒热止后，头昏而发晕，此暑热之邪上升也；腰腿俱疼，暑热之邪流注经络而作痛也；胃中热邪不清，故胸膈不宽，不思饮食。亦无大害，不可勉强，恐邪气与谷气交相混淆，则疟来时寒②热不止，变成大病，而治疗更难。必待胃中邪气清爽，能知饥饿，方可进谷。因太太年高，兼之七情内扰，故难于奏效。总之，宽胸理气为第一着，胸膈一宽，寒热自止矣。

柴胡、黄芩、厚朴、香茹、莱菔子、葛根、香附、广皮、青皮、枳壳、熟半夏、生姜。

---

① 为：原脱，据集成本补。
② 寒：原作"势"，据文义改。

青浦大西门外徐锡昌，去夏感受暑热，又为风寒郁遏，不得发越，加之恼怒以动其肝火，上干于胃而呕吐。小便不利，肠中作泻。湿热郁于胃中而为腹肿，随肝火上升而头面肿痛，脉息弦而大。此乃湿热肝火蕴于脾胃之中，不得发越之故也，理宜清湿热、疏肝火、利小便之药治之。

半夏、广皮、厚朴、枳壳、葛根、香附、茯苓、滑石、香茹、生姜。

前服加味香茹饮五六剂，遂觉头面轻松。并以紫苏、鲜艾煎洗熏浴，使邪气从毫窍而发越，再以此方服之。

白术、猪苓、半夏、山栀、厚朴、白茯苓、泽泻、广皮、枳壳、香附，加熟砂仁末。

阴虚咳嗽

青浦大西门徐青岳，肾水不足，不能荣养肝木，肝火郁于胃中，煅炼津液而成痰。外为风寒所触，胃中之痰火上干肺家，而为喘嗽不得卧之病，脉息左手弦大，右手滑大有力，关部尤甚。此肝家有郁火，胃中有痰也，理宜豁痰理气疏肝之药治之，暂用滚痰丸以逐胃中之痰瘀，从大便而出，以调补之药为善后计，否则恐成反胃噎膈之症。

半夏、广皮、香附、蒌仁、莱菔子、青皮、枳壳、郁金、夏枯草，加生姜、佛手柑。

大表咳血

上洋东门张子敬，初因风寒袭肺而咳嗽。因不忌荤酒，不避风寒，日久伤肺而痰中带红，已经数月，其咳不止，真阴受伤，虚火烁肺而咽痛，脉息虚细带数，面白色而无神，稍有语言动作，其气即上逆而咳，此肾气虚不归原也。理宜滋阴补肾纳气保肺之药，煎丸并进，静养调摄，不至酿成劳瘵也。

生地、丹皮、麦冬、广皮、川贝、五味、蒌霜、桑皮、苡仁、地骨皮，加茅根。

丸方：六味加黄柏、牛膝、砂仁、麦冬、五味。

亡 阳

王作舟令爱，汗出而口不渴，身无壮热，大便通利，面色唇口皆白。此汗多亡阳也，宜黄芪建中汤治之。黄芪四钱，白芍三钱，桔梗五分，半夏钱半，广皮钱半，大枣二枚，炙甘草四分，加生姜一片。

王作舟令爱后案：前日自汗不止，用黄芪建中汤得以汗止而安卧。若谓余邪未尽，服之必口渴烦燥而不得卧。今大便滑泄，胸膈舒畅而知饥，面色唇口皆①白，又汗出不止，将若之何？仍以黄芪建中汤敛其汗，用白术以止其泻，不必他议。

黄芪、白术、白芍、桂枝、枣仁、五味、广皮、炙甘草，加大枣。

气血虚脱

黄维思令姪，血症之后，肾虚而肺气受伤，耳聋不

---

① 皆：原作"原"，据文义改。

聪，自汗不止，大便不实，脉息数大无神。夫耳聋，肾绝也；汗出，气脱也；大便不实，气虚也。此皆不治之症，惟以补肾纳气之药，以安病者之心。

人参、黄芪、茯神、枣仁、枸杞、白芍、麦冬、苡仁、五味，加胡桃肉。

郁火呕吐

北一灶张子冈夫人，肝火郁于胃中，不得疏泄，以致胸膈不宽，至春正月分娩之后，肝火上冲于胃而呕吐。夫食入即吐，是有火也。脉息弦滑带数，此肝气郁而为火，以致结成有形之象，按之和软，流走不定。理宜和胃清肝之药治之。

半夏、茯苓、香附、山栀、川连、青皮、白芍、石膏，加生姜、竹茹、茅根、生铁煎。

水亏吐血

嘉兴戴天生案：先天肾水不足，不能荣养肝木。肝火上升，血随火沸而吐，屡次窃发。今春木气升腾之候，而吐血①又作，脉息数而带弦。此水衰火亢之故也，理宜滋阴降火之药为治。

生地、丹皮、骨皮、知母、麦冬、黄柏，加茅根。

如体中觉有火气上升，恐其血来，即以此方服之。

朝服丸方：六味加麦冬、知母、黄柏、五味、牛膝、

---

① 血：原脱，据集成本补。

砂仁。晚服丸方：天王补心丹。

瘀滞厥

己酉六月初九北六灶张崧岩方案：曾经跌扑损伤，积瘀在胃，日久干结，阻滞道路，津液不通①，聚而为痰。加之醇酒厚味，其痰不能流通运行，外为风寒所触，以致痰嗽气急，胸前妨碍②，不时厥逆，用滚痰丸去瘀血不计，去后又不时发厥，其势可畏。胸膈间尚有宿瘀，按之有形，熏蒸于肺，背发红瘰，此宿瘀日久，郁而为火，用豁痰消瘀之药，不能开结。用酒蒸大黄一钱，临卧服之，清晨大便去黑瘀痰积。然胶固日久，难以速去，因元气虚而邪气实，所谓虚中之实症也，必得攻补并施，缓着处治，庶得奏效而不伤元气。服清瘀豁痰煎剂，以活动其瘀。临卧服酒蒸大黄一钱，或人参汤下，服之一夜，可以磨荡其宿瘀，渐次下行，如此可以去根蒂也。去后可用归脾汤或六君子汤补养脾胃，则饮食大③进，精血日旺，乃收功善后之法也。

广皮、枳壳、蒌仁、半夏、香附、山栀、桃仁、归尾、郁金、黄芩、牛膝，加生姜。

临卧服酒蒸大黄丸二钱，参汤送下。

初十日，厥逆已除，惟觉胸膈作胀，大便去黑色黏腻之物不计，此结散积行之佳兆也。当以煎剂乘其势而利导

---

① 通：清白里本作"运"。
② 妨碍：清白里本作"不宽"。
③ 大：清白里本作"可"。

之。半夏、广皮、香附、山栀、莱菔子、青皮、枳壳、川连、蒌仁、厚朴、滑石、白豆蔻，加生姜。

初十午后，食物停滞胃中，以致恶寒。胃火上蒸而为汗，脉息滑而有力，似乎有疟疾之状。理宜豁痰疏理胃中之滞，胸膈舒畅，自然平安。即以前方去豆蔻、川连、瓜蒌、滑石、山栀，加黄芩、柴胡。

十一日，寒热已止，恶寒汗出亦减，惟胸膈依然不舒。此胃中积瘀纠结不清之故也。当以理气消瘀之药为治。香附、山栀、广皮、桃仁、滑石、归尾、半夏、牛膝、蒌实，加生姜。临卧服大黄丸一钱，滚汤送下。至午后胃中之痰①血盘踞日久，干结不散，食入于胃，阻滞不行，故饮食少进。内有郁火，外则凛凛畏寒，非真外感风寒也。肝气下注于肾囊，则睾丸胀痛。必得小小丸药逐去胃中之痰瘀，使之下行，则气道流行而郁火亦散。桃仁、半夏、广皮、郁金、蒌实、香附、元明粉、枳壳、山栀、牛膝、滑石为末，夏枯草煎汤法，临卧服。

十二②日，服大黄丸一钱，大便去黑黏腻之物不计，胸膈稍舒，粥食加进一碗。惟夜不安卧，舌胎干黄，此胃中痰瘀犹未清也。梦遗者，胃气不清，下注精房，而肾不宁静，故遗泄。早晚当以散结消瘀③之丸服之，临卧再服大黄丸一钱可也。

十三日，胸腹按之少软，夜亦安卧，舌色仍黄。丸药

---

① 痰：集成本作"瘀"。
② 十二：原作"十三"，据集成本改。
③ 瘀：原脱，据集成本补。

性缓力薄，不能荡其宿瘀下行，当间用散结理气消痰清火煎剂一帖，临卧仍服大黄丸一钱，庶得结散积行，胸膈舒畅也。香附、山栀、川连、滑石、枳壳、半夏、广皮、蒌实、莱菔子、青皮、厚朴，加生姜。

十四日，昨晚服大黄丸后，大便去五色败浊之物升余，胸膈舒畅，夜亦安卧。此结痰瘀血下行，病退之佳兆也。早晚仍以散结消瘀之丸涤其余波。

十五日，大便二日不解，至晚胸膈作胀而酸，夜不安寐。此胃中余波未尽，肝火下注而阴囊胀大。当以理气疏肝清火煎剂治之，临卧并以礞石滚痰丸二钱服之，以逐其余波。半夏、广皮、枳壳、莱菔子、香附、青皮、山栀、厚朴、川连、滑石，加砂仁、生姜。

十六日，昨晚服滚痰丸后，大便随解黑粪，甚觉爽快，惟夜不得寐，而心中躁扰不宁，阴囊胀大，独见于夜，昼则依然和缓。此肝火郁于胃中，胃不和故卧不安，降下则阴囊胀大。肝开窍于目，昼则目开，肝火由窍而泄，夜则目合，其火无从宣通，故心躁囊肿也。再宜散结开郁和胃清火之药治之。半夏、广皮、茯苓、青皮、川连、枳壳、香附、山栀、夏枯草，加青竹茹、生姜。

十七日，昨晚自服药之后，颇觉舒适，今午后过食烧饼，停滞胃中，不得消化，阻其气道，以致胸膈作胀而气急身热。暂以消导之药治之，即以十六日方加莱菔子、厚朴。

十八日，服疏理消导之药，胸膈随即宽舒，身①凉气

① 身：原作"自"，据集成本改。

平，夜亦安卧，阳事已痿月余，今能举而梦遗。此胃中之食物已化，佳兆也，当以理气豁痰之药治之。半夏、广皮、川连、黄芩、香附、山栀、茯苓、枳壳、青皮、夏枯草、莱菔子，加生姜、竹茹。

十九日，服散结消瘀豁痰理气清火等药，数日以来，宿瘀痰积渐次而出，粥食能进三碗，步履如故，此病去之佳兆也。但胸次不能豁然舒畅，卧则觉有黄瓜之形塞于胃中，不时嗳气。此浊气布结于胃，火土①之气郁而不舒也。至于口干足热，乃郁久之火得以外达，再以和胃清火、理浊气之药为治，即十八日方②除茯苓、枯草③、竹茹、黄芩，加瓜蒌。

二十日，脉息调和，胸次黄瓜之形已无，惟觉胸膈作胀不舒，舌色带黄，嗳气不减。此浊气欲散不能，而不得不下降之故也，理宜以疏理浊气清肝火之药丸服。半夏、广皮、香附、山栀、川连、黄柏、青皮、枳壳、砂仁，加夏枯草煎汤法丸。

二十一日，舌胎已退，夜卧颇安，睾丸不胀。干饭一碗④，甚觉有味而舒适，但食后作胀而多惊。此浊气布于胸次，不得下降也。肝胆有火，故稍涉声响，即致惊畏。当以和胃理气清肝之药治之，并以汤液润滑之物润其肠胃，则大便自不燥结矣。即以二十日方加厚朴、钩藤、瓜

① 土：原作"吐"，据集成本改。
② 方：原脱，据集成本补。
③ 枯草：即夏枯草。
④ 碗：原作"饭"，据集成本改。

蒌、生姜。

念①三日，胸次稍舒，干饭可进盏半，惟嗳气不减。然浊气有下降之渐，故能食也。当以前方减去黄柏，专理滞气为要。

念四日，胸膈满闷而气急，恶风寒热似疟②。此系当风取凉而卧，感冒风寒所致。当以疏散清热之药为治。柴胡、半夏、广皮、枳壳、厚朴、青皮、黄芩、川连、白豆蔻，加生姜、砂仁。

念七日，寒热已止，气急亦减，但脉息弦大，至晚犹觉凉凉③似寒。此内有郁火，外则凛凛，乃疟疾之基也。饮食须宜调节，风寒最要谨避。至于胸中不时作胀，此亦胃中余瘀④未清，浊气壅滞不通之故也。当以和胃理气疏肝之药治之。临卧服礞石滚痰丸二钱，以逐胃中之余瘀，从大便而出，则胃中清爽而胸膈自宽矣。柴胡、半夏、广皮、枳壳、青皮、莱菔子、黄芩、厚朴、香附、瓜蒌，加生姜。

念八日清晨，大便去黏腻不计，随便一次，皆黑水而无渣滓，有似乎汤药，解后胸次稍宽，不一时仍觉满闷，晚来仍凛凛寒热，气急足冷。此胃中纠结余瘀犹未清爽，而久滞之浊气不得流通而降也。理宜开郁降气之药治之，以前方减去青皮，加山栀、滑石。

---

① 念：义同"廿"，二十。
② 疟：原作"虚"，据集成本改。
③ 凉凉：集成本作"凛凛"，义胜。
④ 瘀：原作"痰"，据集成本改。

暑　疟

崔场官令堂，内有郁痰郁火，外受暑热之邪而成疟疾，所以胸膈不舒，热极则大小便下血，脉息滑大有力。此痰与瘀血互相纠结于胃也，先以礞石滚痰丸逐其胃中之痰与瘀，使其下行，然后以豁痰清暑之药治之。

半夏、广皮、枳壳、厚朴、滑石、青皮、柴胡、黄芩、莱菔子、生姜。

金山卫周伦序，素有疮疾，此脾虚而有湿热也。迩来①胃中有痰，肝家有郁火，暑热之邪，乘虚而袭，所以胸膈不宽，外畏风寒，脉息左手沉弦，右手滑大。恐其发疟而咳嗽，理宜豁痰顺气清暑之药治之。

柴胡、半夏、广皮、葛根、枳壳、厚朴、黄芩、莱菔子、瓜蒌、生姜。

丸方：半夏、广皮、香附、莱菔子、瓜蒌、枳壳、山栀、黄芩、蒺藜、黄柏。

黄　疸

沈汉南，胃中顽痰纠结日久，阻碍道路，郁而为黄。用清湿热豁痰之药，黄色已退。目下惟胃中根蒂尚未驱除，暂用礞石滚痰丸一钱五分，临卧淡姜汤下，以开其结，使之下行，胸膈得以舒畅，然后以调补之策为善后之计。

---

① 迩来：近来。

半夏、广皮、瓜蒌、莱菔子、香附、山栀、川连、白豆蔻、枳壳、生姜。

水不济火

嘉①兴吴稼村，先天肾水不足，相火上炎于胃，则唇口时肿，眼目多眵。脉息数大无力。此乃水衰火亢。正当十六成人之时，精气不足，理宜静养，戒醇酒辛辣之物，服滋阴降火之药，不致酿成劳瘵也。

生地、丹皮、麦冬、玉竹、地骨皮、黄柏、知母、石膏、茯苓，加莲肉。

嘈 杂

杨店孙允文令政，肝火郁于胃中，不得疏泄，以致嘈杂作酸，经事不调，脉息沉弦带数。此肝火郁而不舒之故也，理宜开郁和胃清火之药为治。

半夏、广皮、香附、山栀、丹参、黄芩、枳壳、青皮、连翘、生姜。

嘉兴黄锦章，初夏时症发热，两颐红肿，此少阳阳明邪热所致。理应疏少阳之邪，清阳明之热。因滋补太早，致邪热凝滞，不得发越，上干肺家而咳嗽，痰中带血，脉息数大无力。已经日久，其阴为邪热所耗，酿成劳瘵，宜

---

① 嘉：原作"加"，据集成本改。

以滋阴降火保肺之药为治。

生地、丹皮、地骨皮、萎霜、杏仁、麦冬、橘红、川贝、黄柏、知母、五味、莲肉。

又肾纳气，肺布气，肾虚气不能纳藏于下，故稍有语言动作，其气即上升而咳。当以补肾纳气之丸朝服，使气不上升，则咳自止矣。六味丸加知母、黄柏、牛膝、麦冬、五味、磁石，蜜丸，白滚汤下，参汤尤妙。

嘉兴吴汝林，胃中痰积纠结而成形，阻其道路，饮食不得下达，月初连发疟疾，此因感受外邪而胃中痰积窃发也。脉息左手弦，右手滑大，关部尤甚。此胃中痰积，胶固不清，先用滚痰丸逐胃中之痰积，从大便而出，继以豁痰理气消积之药治之。

半夏、广皮、莱菔子、香附、枳壳、青皮、山楂、厚朴、木香，加生姜。

崇明方集成，平素多思多郁，以致肝气不得疏泄，胸膈不舒。去夏感受暑热而咳嗽，今已渐愈。夏令咳吐瘀血些少，脉息左手沉弦，右手滑涩有力。此肝气郁滞，肝为藏血之脏，气滞则血不流行而停滞于中，随火上升而吐。盖治血必先理气，气行则血自化，理宜开郁疏肝清火之药为治，气行则血流，而胸膈自宽矣。

香附、山栀、归尾、郁金、枳壳、丹参、广皮、苏子，加茅根。

苏州杨安浜吕道原，缘心事怫郁，肝胆之火上升，充塞耳窍而作响不聪，鼻窍亦不利。误用地黄丸补之，其窍愈塞，眉棱作痛，已经日久，投剂参差，脉息左手弦，右手滑大有力。此系肝家有郁火，胃中有痰饮。《内经》云：九窍不利，肠胃之所生也。理宜和胃豁痰、开郁清火之药为治，并忌醇酒厚味，戒恼怒躁急为要。

半夏、广皮、香附、山栀、枳壳、连翘、石膏、莱菔子、薄荷、甘草，加菖蒲根、生姜。

又，痰火闭塞其窍，以致鼻塞耳聋。治法惟以理气开窍豁痰清火之药频服，自然奏效，万不可以补肾之药壅塞其窍。今酌丸方于后。

半夏、广皮、香附、山栀、枳壳、瓜蒌、石膏、莱菔子、连翘、石菖蒲。

吕道原令郎，出痘之时失于清火解毒，以致发毒，颈间结积累累而起，脉大而火旺，肾水为之消耗。当以滋阴清火解毒之药治之。

生地、麦冬、地骨皮、丹皮、土贝、银花、花粉、黄柏、知母、夏枯草。

苏州金维仁，胃中湿热痰饮，气滞不行，郁而为黄，胸膈不宽，饮食不能消化，脉息左手沉弦，右手滑大。此肝家有郁火，胃中有痰饮，湿热不清之故也，理宜理气豁痰清湿热之药治之。

半夏、广皮、瓜蒌、枳壳、厚朴、香附、山栀、滑石、青皮、木通，加生姜。

潘广川，病起于脾胃受伤，加之肾家不足，致胀满而大小便不禁。因肾主二便，脾主运化。脾虚不足，不能制水，以致鼓胀。前服胃苓汤，大便去薄粪。脾气运化，气道转输，此药之对病也。然煎剂不宜多服，当服丸药，使之渐渐和软，饮食可进。但食物须要调匀，过多不能运化，反致伤脾。

白术、苍术、厚朴、广皮、猪苓、泽泻、茯苓、肉桂、白芍，用荷叶汤法丸，空心焦米汤下，或人参砂仁汤更妙。

苏州吴天具，天禀强壮，多郁善怒，性嗜酒，酒性大热，郁于胃中，煅炼津液成痰，以致胃中不和而卧不安也，恐久久之后痰随火升而颠仆，为类中之疾。治法宜以豁痰清火，并忌醇酒厚味，戒恼怒，一交冬令，自然却去病蒂矣。

半夏、广皮、茯苓、甘草、黄连、石膏、枳壳、山栀、香附，加生姜、竹茹、石菖蒲根。

嘉兴曹敬先，三年前曾吐下瘀血不计，左边结成有形之块，按之坚实不痛，郁而不舒。目下眼睛见黄，小便亦黄，脉息左手沉涩有力，右手洪大有力。此乃瘀血湿热互相纠结，郁而为黄，将来鼓胀之基也，理宜消瘀行滞清湿热之药，煎丸并进，并忌醇酒厚味生冷等物，不至酿成鼓胀也。

桃仁、香附、厚朴、青皮、苍术、半夏、滑石、郁
金、牛膝、茵陈、木通、砂仁。

丸方：本方去郁金、牛膝，加瓜蒌、山栀、桂枝、广
皮，用茵陈煎汤法。

千墩徐楚揆，平昔好酒，湿热之郁于胃者日久。胸膈
不舒，眼目小便皆黄。此乃黄疸之疾，恐变而为鼓胀。脉
息沉滑有力。此饮酒过度，湿热熏蒸之故也，理宜清湿
热、利小便之药为治，并忌醇酒厚味等物。

苍术、厚朴、广皮、半夏、枳壳、香附、青皮、滑
石、茵陈、葛根。

海宁严长枢令堂，经事久已不来，周身肌肉作痛，用
针挑出其血，得以稍舒。此瘀血流注经络之故也。当以
清①瘀理气之药治之。

桃仁、归尾、郁金、延胡、牛膝、丹参、香附、山
栀、广皮、木通、滑石，加生姜。

严长枢案：饱食用力，则胃络有损，血积不散，留于
中宫，随火上升而吐血。血皆厚而黏腻者，此瘀血也。误
以肾水不足、虚火上炎之吐血，而以补肾腻膈之药填塞胃
中，积而成痰，随肝火下注精房则为梦遗，用补涩之药，

---

① 清：集成本作"消"。

则胃中之痰愈郁而遗滑愈甚，脉息弦滑有力，此乃胃中之痰，与肝家之郁火故也。《准绳》云：遗滑之症，属郁者居大半。庸医不知其郁，用补涩之药补涩，其愈觉郁而不舒，遗滑日甚，胸膈不宽，饮食少进，甚则变而为鼓胀。理宜开郁豁痰清火之药为治，胃中清爽，则遗滑自止，所谓澄其源而流自清也。

苍术、厚朴、广皮、半夏、黄柏、青皮、香附、山栀、枳壳、莱菔子、甘草。

南翔杨简修，病起于思虑抑郁，肝木不能条达，郁于胃中，至去冬一阳萌动之时，木火发越而胃脘作痛，流走不定，时发寒热。肝胆之火上升，左边头面肿胀，肿处出水，其火得泄而渐平。至今春正月，春令发生之时，木火升腾而冲胃，呕逆不止而出大汗，木火得以疏泄而渐安，此汗系内火销烁而出，非气虚自汗也。痛则大便不通，所谓通则不痛也；痛则胸膈胀满者，肝木之性善胀，郁而不得疏泄，故胀而满也；痛时作酸者，肝火郁于胃，亦以不得疏泄也；两胁与小腹皆肝部之分，故痛则必连小腹两胁。痛时作胀作呕作酸，皆肝气郁而不舒之故。治法惟以疏肝和胃为主。脉息左手沉弦而小，所以知其肝气之郁而不舒；右手沉滑有力，所以知其肝木郁于脾土之中也。

半夏、广皮、白芍、甘草、香附、山栀、青皮、柴胡、木通、瓜蒌。

气虚自汗，必有形色声脉可据。

又丸方，服疏肝和胃之药，气道宣通，左手寸关已觉浮大，此药之对病也。治法惟以疏肝和胃为主，《内经》所谓木郁则达之，达则胃脘之病自止矣。煎剂多服，恐伤胃气，当以丸药进之。

前方加黄柏、夏枯草，木通煎汤法丸。

海宁徐南宾，胃中郁痰郁火，纠结不清，阻其道路，胸膈不宽，食物入胃，难以运化而作胀，流于四肢则为麻痹，达于肌肉则发红瘰而肌肉跳动不止，胸中时觉冷气上升者，此热极似寒及兼水化之制也。脉息左手沉弦，右手滑大，此胃中郁痰郁火纠结不清之故也。宜先服滚痰丸三钱，继以豁痰清火之药治之。

半夏、广皮、香附、山栀、石膏、莱菔子、瓜蒌、黄柏、牛膝、蒺藜、天麻、生姜。

又，郁痰郁火湿热为病，用豁痰清湿热之药，病已去其大半，目下秋令收敛之时，速于①驱逐胃中痰饮湿热，仍以滚痰丸二钱，淡姜汤下，逐其痰积②从大便而出，再服豁痰清湿热理气之药。一交冬令，病蒂可却矣。

半夏、广皮、香附、山栀、天麻、瓜蒌、厚朴、枳壳、黄柏、茯苓，用木通煎汤法丸。

杨简修令郎，病起于硝黄火气冲入于肺，肺下无透窍，外为寒邪闭之，稍有所触，肺中之伏火上升而为喘

---

① 于：集成本作"宜"，义胜。
② 积：原作"者"，据集成本改。

急，胃中之痰随^①火上逆，则夜不安寐，脉息左手沉弦，右手寸关沉滑有力。此乃肺中有伏火，胃中有痰饮也，当以清肺降气豁痰之药治之。

桔梗、甘草、广皮、桑白皮、苏子、杏仁、石膏、蒌仁、枳壳、黄芩。

芦店朱君彩，此症湿热蕴蓄于胃，发于肌肉而为红瘰，遍身瘙痒，误以风治，以致多汗而两足麻痹，此胃中之火上升而不下降之故，脉息洪滑。理宜清湿热凉血之药为治。

生地、黄柏、石膏、蒺藜、苍术、厚朴、香附、山栀、牛膝。

太仓罗若洲，热而不寒者，瘅疟也，暑热之邪蕴蓄于胃，食物阻滞而为热也，脉息弦滑。理宜清暑热和胃气之药治之。

柴胡、黄芩、厚朴、青皮、半夏、广皮、葛根、石膏、枳壳、生姜。

新场子敬叶先生，平昔有目疾，乃肝火抑郁所致，木郁于土中久矣。郁则气道不能流通，津液聚而成痰，胃中纠结不清，得外之暑热互相为患而成疟，已经半月。据云小腹有动气，则知木郁不能条达；面色白而带清，胸膈不宽，则知胃中之痰积未清。服过滚痰丸，去结粪不爽快，

① 随：原脱，据集成本补。

又用凉膈散，大便犹不爽快，解得薄粪，始得通畅，口亦不渴，此胃中有痰之故。脉息弦滑，右关尤甚。此系痰食气滞而不得通畅也，且无痰不成疟，无食不成疟，理当仍用滚痰丸二钱，使胃中痰积可以荡去，万勿疑其虚而畏用去病之药，若至热不止而有谵语之状，则难于调治，小腹胸膈舒畅，则疟疾自止。孙一奎①云其病最难，故先用攻击以去其病，病去而始补，方得治法。

柴胡、黄芩、半夏、广皮、青皮、草果、枳壳、莱菔子、香附、滑石、生姜、砂仁。

嘉善胡天球，抑郁不舒，气道不通，外为寒邪所郁。郁久生痰，阻滞经络，周身肌肉麻木，上升则头眩晕，冷汗时出。脉息左手沉弦带数，此肝气郁而不舒也；右手滑大有力，此胃中有湿痰也。理宜开郁豁痰疏肝之药，并忌醇酒厚味等物。

半夏、广皮、苍术、厚朴、香附、黄柏、天麻、木通、山栀、枳壳。

嘉定高溯源，读书作文，饭后写字，胃之上脘屈曲不舒，有伤胃络，因而阻滞于上脘，非一日矣。今春为外邪触动，肺胃之火上升而咳嗽，偶食肥腻之物，阻滞肺窍，其嗽停止，而痰与瘀血互相纠结于上焦肺窍之间，凝滞不

① 孙一奎：字文垣，号东宿，休宁（今属安徽）人，明代医家，著有《赤水玄珠》等。

通，不能嗳气。至六月间，炎暑熏赫，与内郁之火交相煽动，痰与瘀血得热则宣通流动，随火上升而吐紫黑黏腻之瘀血二三钟，胸膈稍宽，然余瘀尚未清爽，故不能豁然舒畅。今交秋令收敛之时，脉息左手沉弦，右手滑大有力，关部尤甚，此肝气抑郁，肺胃间痰火瘀滞不清之故也，理宜消瘀理气豁痰之药为治。大凡治血必先理气，气行则痰与瘀滞自解散而下行矣，故血症有变而为恶痢者，吉兆也。

桃仁、归尾、牛膝、枳壳、丹参、香附、山栀、瓜蒌、广皮、莱菔子，加茅根。

崇明施锦，据述病情，因食面物之后，冷水洗浴而当风卧，其食停滞于胃，虽消化而无形之气尚未消散，后复因恼怒抑郁，其肝气不得疏泄，食物为之阻滞，误为真火衰弱，服八味，艾火灸①其胃脘，内郁之滞气得桂、附之性暂为宣通，似乎相安，而实胃家之郁滞愈结。因脾胃在右，故右边独阻格。左边通畅者，因肝气郁于脾胃之中，故左通而右塞也。饮食过度，壅塞气道，结成有形之块，居于脐上。郁久成火，上冲于头，故左边头上汗出而不止，以手摩摸，气散而下行，其块消而汗止。此乃肝气郁而不舒，假气以成块，气有余便是火，上冲则汗出，降下则汗止。此木郁于脾土之症也，理宜疏气和脾胃，降冲逆之火，自然平安矣。

香附、青皮、山栀、广皮、半夏、茯苓、莱菔子、厚

---

① 灸：原作"炙"，据集成本改。

朴、黄柏，加生姜、砂仁。

病久，汤药一时不能奏效，当以扶脾疏肝降火丸药服之。

丸方：白术、广皮、半夏、茯苓、香附、青皮、山栀、黄柏、厚朴、砂仁，用荷叶煎汤法丸。

高溯源，服消瘀行滞之药三剂，胸膈稍舒，大便下黑瘀不计，此下行之佳兆也。但胃之上脘至大肠其道甚远，曲折难以下行，当以小小丸剂临卧服之。使其瘀血渐渐解散，陆续下行，从大便而出。兼以煎剂间服之为要。

煎方即以前方加郁金、滑石。

丸方即以煎方加夏枯草汤法。

崇明范锡凡，内有郁痰郁火，外受风寒，遏于肺胃之间，不得发泄，外邪触动胃中之痰火，上干肺家而为喘急，不得卧，嗽出黄痰，方得安枕，脉息左手沉弦，右手滑大有力。此乃肺胃中有郁痰郁火，纠结不清，稍有触动，即时窃发，此痰火之哮喘也，理宜豁痰降气清火之药为治，并忌醇酒厚味等物，胃中清爽而痰不生。一交春令，病蒂却矣。

半夏、广皮、苏子、杏仁、石膏、莱菔子、黄芩、桑皮、甘草、蒌仁、枳壳，加生姜。

膏方：即以煎方去桑皮、甘草、莱菔子，加梨汁、莱荸汁、地栗^①汁、芦根汁、竹沥、姜汁，用饴糖四两，烊入收贮，炖热不时挑化。

崇明顾苍求，先天肾水不足，不能荣养，肝木上升，心神不宁，脉息虚大，两尺尤甚，又兼脾胃虚弱，以致饮食少进，四肢倦怠乏力。理宜加味归脾汤，培养心肝，加地黄丸补肾益精，兼之保养调摄，不致酿成不足之症也。

人参、黄芪、白术、茯神、枣仁、归身、广皮、甘草、远志、五味、麦冬，加桂圆肉。

早服丸方：六味丸加枸杞、麦冬、菟丝子、枣仁、五味，蜜丸，参汤下。暮服丸方：即以煎方去人参、麦冬、五味，加砂仁、建莲，荷叶汤法。

崇明熊天祥，肝家有郁火，胃中有痰饮，痰随火升，则头额作痛，痛极则呕吐酸水，肝火发越，则头痛止，脉息左手沉弦带数，右手沉滑。此痰厥头痛，俗名头风是也，理宜清肝火化痰饮之药为治。

柴胡、半夏、广皮、山栀、黄连、天麻、钩藤、香附、夏枯草、茯苓、生姜、竹茹。

丸方：即以煎方加青皮、石膏、白芍，用生姜一两，竹茹四两，荷叶蒂三十枚，煎汤法丸。

---

① 地栗：荸荠。

一人患腹胀，脐平而青筋四起。其初因食圆子①而发。为制一方，而势减大半。

紫朴②、香附、山栀、滑石、黄柏、广皮、蒌实、枳壳、青皮、莱菔子、砂仁、木通。

有壮年人，患腰痛，在肾穴处，不能行走。初起一边，后至两边及中间。又后在两腿上弯作阵而痛，有时停③止。此流火④也。

黄柏、木通、连翘、蒌仁、枳壳、山栀、黄芩、香附、花粉，加酒炒嫩桑枝。

有因酒后而患腹病，渐至肿胀，脐平而面黄，服药十剂而大减。初定之方，半夏、广皮、厚朴、枳壳、青皮、香附、莱菔子、滑石、木通、葛根、砂仁，十帖后又加苍术、瓜蒌，去葛根、滑石，丸服而安。

有一十四岁女子，患小腹痛，无他症，此因饮冷所致。

归尾、桃仁、香附、青皮、元胡、丹参、牛膝、条芩、山栀、砂仁。

---

① 圆子：集成本作"团子"。
② 紫朴：集成本作"紫厚朴"三字。
③ 停：原作"带"，据集成本改。
④ 流火：发于小腿的丹毒。

有一十六岁男子，患疬子内热。

生地、丹参、麦冬、骨皮、黄柏、知母、土贝、山栀、花粉，加夏枯草。

一男子，患骨节疼痛，无他症。

苍术、黄柏、秦艽、木通、钩藤、连翘、枳壳、木瓜。

一人，患休息痢三年。

白芍、甘草、黄芩、滑石、厚朴、枳壳、香附、山栀、青皮。

一女人，素患小产，经至必二十日余，兼白带。

生地、丹皮、香附、黄柏、黄芩、枣仁、麦冬、归身、白芍。

一妇，黄疸，身发疮痒。

苍术、厚朴、黄柏、黄芩、山栀、木通、连翘、防风、茵陈、广皮，加灯草。

一男子，患左足酸痛，渐渐不能行走，并不能起立，出入赖人背负，小腹左边有一块作患。此痛痹也。

苍术、黄柏、牛膝、青皮、木瓜、香附、山栀、秦艽、连翘、木通，加酒炒桑枝。

一老人，患茎中痛，溺即痛甚，所溺者紫色，溺毕又觉大便内里急后重，夜不能寐，小便①更甚。

生地、麦冬、丹皮、黄柏、知母、枳壳、山栀、黄芩、白芍，加砂仁、茅根、甘草，服数帖而愈。

一人吐血，咳嗽声哑，所吐之血浓厚，肌肉亦不为消瘦。

麦冬、生地、苏子、杏仁、桑皮、贝母、黄芩、山栀、桔梗。

一妇人，经将来，腹痛极甚。

香附、青皮、延胡、黄芩、丹参、厚朴、桃仁、赤芍、甘草。

一书客②，患痢三年，腹亦不痛，食亦不减，便时觉热，肛门脱下，便毕即抬上，按其腹微坚。

白芍、黄芩、甘草、木香、青皮、香附、枳壳、谷芽、山楂、黄柏、厚朴，加砂仁、干荷叶蒂。

一妇人，小产后血水淋漓不止，一月五六至，困倦乏力，面无血色。

白芍、黄芩、甘草、山栀、枳壳、丹参、香附、续

① 便：原脱，据集成本补。
② 书客：书商，书贩。

断、益母子①、丹皮、枣仁、荷叶蒂。

一男子，夜间患左颈肿痛，下至背，旦即诊视。

防风、荆芥、连翘、桔梗、薄荷、枳壳、甘草、黄芩、山栀，四帖而愈。

一后生，患左胁痛，吐鲜血不绝。

生地、丹皮、丹参、苏子、山栀、黄芩、白芍、郁金、黄柏、牛膝，加茅根汁，冲童便，煎服。

一男子，患腹大而软，形体消瘦，医家俱以劳治。问其始病之由，大约因前此疟疾而不忌口，暑热未清，所以至今夜间尚有身热，并日里亦不时潮热等症。

柴胡、厚朴、广皮、半夏、青皮、黄芩、枳壳、生姜、甘草。

一人患胸②中作痛，按之而软，得食稍缓，夜间尤甚，乃火痛也。

白芍、甘草、山栀、黄芩、半夏、广皮、蒌实、夏枯草。

一人言心头痛，乃胃脘为肝火所郁也。诸医用黄连治

---

① 益母子：即茺蔚子，益母草的果实。
② 胸：当作"腹"。

之，不愈。其人又善酒，为定一方而愈。

白芍、甘草、山栀、黄芩、石膏、蒌实、葛根、香附、枳壳、连翘。

一妇人，患泄泻，清晨更甚，为日已久，面黄无力。此系脾受木克，理宜疏肝扶脾之药治之。

白术、茯苓、白芍、广皮、香附、猪苓、泽泻、厚朴、甘草，加干荷叶。

视汪庭柯先生案①

《经》云治病必求其本，谓求②其受病之根源也。又曰：审察病机，毋失气宜。喻嘉言云：先议病，后用药。病之起也，或从外入，或由内发。在外者六淫侵袭，可表而出之，在内者气血食积痰饮结滞不散，可导而去，此治病之法也。若不辨明症候，审察病机，则正气虚者反用攻剂，实者误投补塞，所谓实实虚虚，皆医之误也。

据录病源：幼年即有发气丹之疾，每发必六七日之外，甚至半月，肚痛面肿，至今未愈。

按：凡病有诸内必形诸外，肠胃为市，无物不受。少年时未免饮食不节，肥腻厚味不禁，停积不化，纠结于肠

---

① 视汪庭柯先生案：此标题原无，据案末小注补。按汪庭柯案为原书相对独立的长篇医案，前有总论（《经》云治病必求其本……皆医之误也），总论后列十六节，每节先"病原"，后"按"，案末又有"总按"，原本第十六节及"总按"在"诊苏州梁太守案"前，总论及第一至第十五节则在书末，今据清白里本移此。

② 求：原脱，据清白里本补。

胃曲折之处，一有触动，其内伏之郁积湿热乘机窃发，发则作痛，上攻头面而肿，此胃之经络从头走足，因壅滞不得下达，故上攻而肿也。

述病原：己未秋冬，忽右手背及手腕间筋强，艰于运笔。初服祛风药，后服养血药，皆无效，至今未愈。

按：人之一身经络脏腑气道流行，无一息之间断，如天道之乾健不息也。脏腑中一有壅滞，则气道不宣通；湿热流注于手之经络，则筋强不和而艰于运动矣。《内经》所谓湿热不攘，大筋软短，小筋弛长，软短为拘，弛长为痿。此湿热流注筋脉为之拘也。

病原：庚申年冬，忽发肠红之疾，初起甚凶，每大解鲜血如注。服凉药，皆无效，服归脾汤，渐愈，后成痔疮，血不甚多，每年发数次，今十年来不治自愈，惟脾气作泻多次①，则肛门气坠，痔疮后发有血，脾气健则不发矣。

按：肠红之疾亦是胃与大肠有伏火，膏粱厚味，积热不散，即有肠癖为痔，《内经》所谓因而饱食，筋脉横解，肠癖为痔也。服凉药不效者，内伏之火为寒凉所郁，其火不得宣越，反扰其血而不宁耳，此拒格之故也。服归脾汤而愈者，气能摄血也。血虽止而火未清，所以大便作泻。其所伏之火从之下流于肛门，故痔疮发而血即来。脾气健即闭塞其火而随气上升，不下流则不复来，然其根尚在内。

---

① 惟脾气作泻多次：原作"惟脾气散作泻作次"八字，据清白里本改。

病原：辛酉、壬戌之间，时年廿三四岁，起有心胃作嘈，如火辣之状，忽①有酸饮吐出，夜卧则甚，坐起少愈，此病至今未愈。

按：胃中热则嘈杂而辣，肝火煅炼津液，随火上涌而出。《书》②云曲直作酸，酸乃肝之味，肝火煽动则嘈而作酸，夜卧不能运动，火气升腾则尤甚，坐起则火气下降，痰饮随之而下降，则少愈矣。

病原：壬戌之③年，肠红发得凶。

按：壬为木运，肝属木，为藏血之脏，其性疏泄，木旺之年则肝火不静，而血为之疏泄矣。

病原：癸亥年春夏，肠红亦凶。至六月廿七日，因事逆意，暴怒一番，闰六月间头额微热，骨节酸痛，至七月初三，忽起小腹作胀，初自右边，渐至左边，自是逐夜不安神，一冬作胀，渐至脐，竟夜不寐。服理气健脾药，皆不奏效。今已廿七年，由小腹渐胀至胸膈。

按：癸亥为风木司天之年，癸为火运，春夏乃疏泄之月，故肠红亦甚。又恼怒，火起于肝，肝火妄动，少阳之火亦动，所以头额热而骨节酸痛。交秋乃收敛之时，肝木之性不得疏泄，则少腹作胀，连及左右两边，因小腹两侧俱属肝部，夜卧则魂归于肝而安。今肝火煽动，魂不能归肝，则目不瞑而不得安寐矣。冬令闭藏之月，木郁于内，不得条畅通达，则胀甚而不寐也。服理气健脾药皆不效

① 忽：原作“勿”，据清白里本改。
② 书：即《尚书》。
③ 之：原作“一”，据清白里本改。

者，因肠胃有形之物非气药可以行动。内有积聚，若以健脾药服，徒增胀满耳。此心腹之疾，乃受病之基也。

病原：眼皮跳起已多年，逢春即发，今已渐愈。

按：肝开窍于目，眼皮属脾，跳动者木克土也，春木旺即发也。

病原：牙痛亦起多年，今渐愈。

按：牙齿痛有不同，有阳明火甚而痛者，有肾虚水衰火旺而痛者。上龈属胃，下龈属大肠，若痛而牙肉肿者，属胃与大肠，若痛而齿长肉不肿者，属肾虚。

病原：眼视白纸粉墙有黑星，起有二十余年，今尚未愈。

按：眼属肝木，所畏者金也，白乃肺之色，视白而有黑星者，畏其所克也。黑者北方之色，水之象也，水能荣木也。又火极似水，热极则见黑花也。

病原：夏月面上热，多出汗，每要以扇搧之及汗巾频拭。

按：夏月炎热之势与胃中之火交相煽动，熏蒸于上而为汗①，阳明胃脉荣于面，六阳经之脉会于头面，火气炎上，故汗独多。

病原：夜②间睡觉则阳事坚举，欲念动则精滑，常有未交感而泄。

按：行阴二十五度，肾主之，夜卧则火注于肾而阳事

---

① 汗：原作"肝"，据清白里本改。
② 夜：原作"夏"，据清白里本改。

举。肾主闭藏，肝主疏泄，二脏皆有相火，而其系上属于心，心火一动，相火亦随之起，扰其精房则泄。火性急速，故易泄也，非滑泄不禁者比。

病原：静坐时如身在波涛之上，冲激不定，觉腹中之气上升，有事惊恐忧虑，则腹中之气散难敛，必清闲①静定，始觉渐渐收敛，今犹如此。

按：身动则所伏之痰火流通宣散，身静而内伏之邪不得发越，反觉汹涌攻冲而不定，其气上升而欲泄耳。《内经》云：诸逆冲上，皆属于火。惊恐忧虑，五志之火发越，腹中所伏之邪亦随之而欲达于外，故觉气散难收。清静则火气伏藏于故处，似觉收敛耳。

病原：稍有心事烦扰，则竟夜不寐，有十余夜不寐而日间反不倦。

按：《经》云肝为将军之官，谋虑出焉；胆者中正之官，决断出焉。事烦扰则肝胆之火不静，魂不归肝则目不瞑，火邪用事，焉得倦？

病原：喉中吐出一块痰，如豆子大，如水晶色白而亮，捻之不散。

按：肾为生痰之源，胃为贮痰之器，津液为火煅炼，结成于胃中，随气上涌而出，日久则胶固而不散。

病原：腹中胀，直待气入肠内行动，浊气一泄，始觉宽畅，从来服理气药全不应验。此病已经廿七年矣。

按：肠胃为市，无物不受，周流运动，自然通畅而无

---

① 闲：原作"闭"，据清白里本改。

阻碍，一有壅瘀，则气道不通而作胀，因有形之物阻滞气道也。若竟气滞，则理气无有不效者，必有形之物阻滞肠胃之间，故理气不效。

病原：说话多便觉气发扬浮于外而不能收摄，行走久则手指足底皆浮肿。

按：肺主声音而为气之主。《经》云：诸气膹郁，皆属于肺。平日间肠胃间壅滞不宣通，得语①言发越，其气皆欲外达，如不能收摄之状，实非气虚所致。静则气敛而不出，行走则内伏之郁气散于四末而浮肿。若论脾虚，面色必痿黄，大便必滑泄，必当察色辨症为要。

总按：细究病情，皆肠胃间郁积不通，肝火煽动，不得条达之故也。若肾水不足，肝血必虚，自然腰痛口渴，盗汗梦遗，咳嗽吐血，易饥易食，无胀满坚硬积久之症。若论脾虚不能转运，必面色痿黄，大便滑泄，倦怠嗜卧，腹中无坚结之物，胸腹宽畅，食后难运而作胀。若肾虚气不归源，胸腹肠胃毫无胀满结硬阻滞之苦，其气自小腹直冲清道而逆上。若论水衰火亢，肌肉日见瘦弱，脾虚不足，亦肌肉消瘦，盖脾主肌肉，脾虚则肌肉黄瘦不长。若火衰之症，面色必清淡无光彩，断无夜间阳事举之理，精易泄者，肝火动也。医之治病，必观其形色肥瘦，处境苦乐，治法缓急先后。细阅先生病源，最急心腹之疾，自小腹胀起，日渐以大，延及上焦，皮肉坚硬，此日积月累根深蒂固之疾。所投之药，惟以补肾凝滞之品资助病邪，如

---

① 语：原作"遇"，据清白里本改。

藉官兵而资盗也。内之痰积郁滞于肠胃之间，不得通畅则成热矣。所郁久成火，然其中仍有消导清火健脾等丸，其所郁之物坚硬有形者必有道以去之，非可聚而散之气病而可以行气愈也。况少年有肠红之疾，今虽不发，焉知非瘀血痰涎互相结而为病？若不决去壅塞，将来必成胀满之疾。肠胃中有此坚结之积，饮食自然日渐减少，此不能容①受故也。此据病情而言，非敢妄自议论，幸高明裁酌是否。以上视汪庭柯先生案。

诊苏州梁太守案

太爷赋性持重，沉静简默，平素过于思虑抑郁。夫思则气结，郁久成火，气结则气道不流行，阻滞胸膈，郁火煅炼②成痰，纠结胃脘，饮食不得下行，痰涎上涌。王太仆③云：食不得入，是有火也。丹溪云：火热炎上之象，痰随火升，火气拒格，不得下降之故。久久之后，津液愈耗则有燥结之患，所以《内经》有三阳结之语。适当君火司天之年，夏令炎热，炎热之时而发病，胃中厚味煎炒之热积之已久，应时窍发，已经五月，参药补剂投之不计，不能取效，反觉饮食日减，痰饮沸腾，此药之未中病情也。冬至前五日诊脉，左手弦大不静，此肝火妄动，君火不宁之象；右手关部独沉滑，此胃中郁火胶痰阻隔也。痰

---

① 容：原作"客"，据清白里本改。

② 煅炼：清白里本此下有"津液"二字。

③ 王太仆：王冰，中唐人，曾任太仆令，为《黄帝内经素问》作注成二十四卷。

无火不升，得肝火则胃中之津液上涌。《内经》云诸逆上冲，皆属于火。调治之法，先讲开郁和胃豁痰降火，郁开则气道流通而不滞，火降则痰不上升，并宜开怀舒散，常生欢喜之心，则病自愈矣。二陈加瓜蒌、石膏、香附、山栀、生姜、竹茹。

又议：《内经》云审察病机，无失气宜；又云能合色脉，可以万全。喻嘉言①云先议病，后议药。《经》云治病必求其本，本之为言，谓求其受病之根蒂也。今太爷受病之由，因平素多思多郁，煎炒厚味不禁。夫思则气结，结则肝气不能条达通畅，兼之煎炒厚②味积热于胃，气滞热郁，煅炼津液成痰，蕴蓄日久。逢五旬气血日衰之年，乘火旺之时，因内郁之积痰积热交相煽动，冲逆于胸咽嗌之间，则食梗③塞难下，阻滞不通之象日甚一日。诸医皆以人参补本之法治之，毫无见效。殊不知胃为水谷之海，无物不受，传送于肠。今痰涎胶固于胃，窒碍不通，食下则痰上壅，不食亦不觉饥，此痰涎布满于胃，所以不饥。缘胃为贮痰之器，器中贮满痰饮，加之食物贮下，其胃中之痰饮溢而上升，其理易明。故丹溪云：噎嗝反胃之症，多起于血枯痰腻，得之七情六淫，遂有火热炎上之化，多升少降，津液不布，积而为痰为饮之说。前用旋覆代赭汤者，此方仲景治伤寒汗吐下之后，心下痞硬而嗳气，因胃

---

① 喻嘉言：喻昌，字嘉言，南昌人，清初医家，著有《尚论篇》《医门法律》《寓意草》等。
② 厚：原作“原”，据清白里本改。
③ 梗：原作“硬”，据清白里本改。

中空虚之火①上逆，故用之而见效。故周扬俊②借此治噎膈反胃，气逆不降者，亦因虚气上逆，故以人参补之。今痰气胶固于胃，其气愈滞，痰气何由而行？若气虚者，面色必㿠白无神，语言必懒怯而不相接续，神思必倦怠乏力，俱无是状，则知非气虚矣。若论血枯则大便干结难通，今大便不结，亦非血枯。惟郁不饥，食物难下，痰涎上涌耳。所以治法先讲豁痰降气降火为要也，并宜戒劳心思虑。心为君火，心火一动，诸火皆起，痰涎亦随之上升，此论治之大法也。

议呈太爷台电，是否并延郡中诸名医一议，庶无疑义。

又议：大凡治痛，必先明脏腑经络，庶可无误。人身七冲门者，唇为飞门，齿为户门，会厌为吸门，太仓上口为贲门，下口为幽门，大小肠为阑门，下极为魄门。此七门者，一气贯通，皆冲于上，一有阻隔，则逆而上冲。今太爷初病之时，食物下咽即觉胃之上口梗塞难下，此气之结，痰之滞也。痰因气滞阻其出入之道路，其气则上冲而不得下行。斯时治法，理应豁痰降气，开其结，疏其气，使痰气下行，食物可下而奏效甚易耳。夫气结而反投补气之药，愈结其气，气滞则津液皆留结为痰，痰布于胃，食物焉得下行？《内经》治法，结者散之，留者攻之，未闻留结之病而补之，补之适足以藉寇兵而资盗粮。两月以来

---

① 之火：清白里本作"虚气"。
② 周扬俊：字禹载，扬州人，清代医家，著有《伤寒论三注》等。

服参斤许，可以补脾运化，食物亦可以日渐加增，何至病势日甚？今论豁痰降气降火为治，与前治法大相径庭。十七晚诊脉时，饮梨汁后即食粥一碗。若果系脾虚胃寒，岂有饮梨汁而反能进食者乎？十八日用清火豁痰之药一剂。十九日①计进粥三碗。若系脾虚胃寒，用石膏而反能进食者乎？因痰结日久，药力浅薄不能下达，故二十日复食不得下。计进煎剂五服，食物时下时不下，皆痰之随火升降也。细阅薛先生议用滚痰丸治法，最为切中病情。胶腻之痰，汤剂难以奏效，惟丸剂能磨荡其胶固之痰，渐渐使之下行。丸者缓也，故取效缓，陆续加增，使胃中胶固之痰传入于肠，从大便而出，则能奏效。前用补药二月余，信心而不见效，今仅服清火豁痰之剂，七月以来其中仍有见效之处，可不必虑其药之竣利也。更有议者，初起病时，额间眼皮自觉压下者，因阳明胃脉起于额中，挟②鼻孔而入于胃，胃中有痰滞其经络，亦不舒适，当明是理。又议呈电。

廿四日即以礞石滚痰丸二钱，服后即下黏痰不计，胸膈觉宽泰，粥食渐加，痰亦不升矣。

杂 案

饮食阻滞于胃，郁而为火，煅炼津液成痰。外为风寒所触，上干于肺而咳嗽。痰带粉红色，此系咳伤肺络而

---

① 日：原脱，据清白里本补。
② 挟：原作"使"，据清白里本改。

来。左脉弦细而数，右脉寸关滑大，此乃肝家有火，肺胃之痰纠结不清也。理宜豁痰降气清火之药治之。

苏子、杏仁、蒌仁、黄芩、川贝、枳壳、桔梗、山栀、广皮、桑皮、甘草，加茅根、枇杷叶去毛。

丸方：桔梗、甘草、瓜蒌霜、杏仁、贝母、黄芩、广皮、郁金、山栀、枇杷叶，夏枯草汤法，临卧服。

先天肾水不足，相火妄动，上炎烁肺而咳嗽。脉息数大，两尺尤甚。此乃水衰火亢，下流于肛门而发毒，目下时令炎威，正肺金受制之月，先宜静养，毋躁急恼怒，省言语，避风热，然后以滋阴保肺纳气降火之药治之，煎丸并进，庶不酿成劳瘵也。

生地、丹皮、麦冬、骨皮、川贝、蒌仁、苡仁、沙参、白芍、黄芩、甘草、茅根。

丸方：六味丸加知母、黄柏、牛膝、麦冬、磁石、砂仁。

徽州吴吹辰，肺为娇脏，畏热畏寒，醇酒生冷夹杂入胃，不得运行，酿成臭秽之痰，肺金受烁，因咳而出，似乎肺痈，实由胃中而来。但熏灼日久，肺气为之耗散，则水之上源已绝，肾水因之亏损，所以左手脉息虚软，右手滑大。此皆水衰火亢，肺金不足，理宜用豁痰清肺之药，以治其痰嗽，更以加味地黄丸补肾降火，庶得奏效。

煎方：蒌仁、川贝、苡仁、丹皮、骨皮、麦冬、广皮、沙参、枳壳、苏子，加枇杷叶。

肺居上焦，药力最为难到。凡嗽病当以膏剂频频挑化，以滋肺金。

膏方：川贝、瓜蒌、广皮、生地、麦冬、骨皮、杏仁、沙参、苡仁、枇杷叶、茅根、鲜百合，收自然膏，炖热不时挑化。

丸方：六味加黄柏、牛膝、麦冬、五味，砂仁末为衣。

头痛而呕吐者，乃胃中之痰火①上升，名曰痰厥头痛，万不可服发表之药。

半夏、广皮、石膏、茯苓、藿香、香附、白芍、天麻、甘草。

喘症，乃肺有伏火，触风而发也，应降气豁痰以治其标，平复之后，应纳气归肾以治其本。

半夏、广皮、苏子、杏仁、蒌仁、黄芩、莱菔子、石膏、枳壳、甘草。

天禀沉静，未免多思多郁，多思则气结，多郁则肝木不得疏泄，脾土受困。加之饮食不调，以致饮食不化而致泄泻。《经》云湿胜则濡泄，又云诸湿肿满，皆属于脾。脾不运化，湿气聚而为肿，目下腹皮渐大，头面四肢阴囊阳道俱肿，脉息沉小。暂用东垣风能胜湿之治，然后以加

① 火：原作"炎"，据集成本改。

减胃苓汤作丸服之，缓着处治，庶可奏效。

羌活、防风、香附、广皮、枳壳、苍术、香茹、砂仁、生姜。

丸方：苍术、白术、厚朴、茯苓、泽泻、香附、木香、猪苓、肉桂、砂仁，木通汤法丸。

童年而小便混浊，乃疳积也。热久则腹胀，肌肉消瘦，即幼科所谓疳火。且脉息数大，内火消烁，所以善食，理宜清火消积之药治之。

白术、广皮、黄连、骨皮、楂肉、麦芽、银柴胡、茯苓、砂仁。

病起于酒热伤胃，胃脘作痛，血热妄行而吐血，火来烁金而咳嗽，久嗽伤肺，不能清肃下降，小便不利，以致足跗浮肿，恐其渐升于上。脉息弦数，烦燥咽干，此乃胃热伤肺，宜清肺胃之热，降气豁痰为主。

半夏、广皮、麦冬、苏子、杏仁、蒌仁、石膏、茯苓、骨皮，加灯心。

丸方：六味加牛膝、黄柏、麦冬、天门冬、磁石、砂仁。

病起于抑郁不舒，郁则肝气不得疏泄，血为气滞而停①蓄之久则血大下。去血之后，肝火升腾，肺金受烁，

---

① 停：原作"带"，据集成本改。

以致咳嗽气急。肺失清肃下降之令，小便不利而为胀满，气喘不得安卧。脉息沉弦而数，此肝经郁火烁肺而为喘急，不得卧而肿。治法当以清肺为主，所谓先咳嗽后肿满者，治①在肺，肺清则便利而肿退矣。

早服滋肾丸。

晚服煎方：半夏、瓜蒌、黄芩、苏子、枳壳、杏仁、香附、山栀、莱菔子。

去夏水衰火亢而吐血，今当夏令炎威，其气上逆而不能下降，脉息洪大带数，两尺尤甚。此肾虚而气不归元也，治宜滋阴降火纳气归元为主，并宜习静调摄，不然恐其复发吐血，酿成劳瘵也。

煎方：生地、丹皮、麦冬、骨皮、黄柏、牛膝、天冬、玉竹、白芍、五味、砂仁。

丸方：六味加黄柏、牛膝、五味、麦冬、砂仁。

平素善饮，酒性大热，贮于胃中，熏蒸烁肺，扰其血分，胃中之血随火上升而吐，既吐之后，肾水衰耗，相火上炎而咳嗽作矣，下扰精房而梦遗，脉息弦数，两尺尤甚。此乃水衰火亢，肺金受困之象，调治先讲静养，毋躁急恼怒，服纳气补肾清火保肺之药，煎丸并进，庶几渐次奏效。

煎方：生地、丹皮、麦冬、天冬、川贝、骨皮、沙

---

① 治：原脱，据集成本补。

参、萎仁、苡仁、茅根。

丸方：六味加黄柏、牛膝、砂仁、五味、磁石。

湿热下流为痛痹，当以加味三妙丸治之。

苍术、黄柏、牛膝、木瓜、苡仁、秦艽、续断、杜仲，桑枝汤法。

用力过度，有伤胃络，阳络伤则血外溢。所来之血不鲜明者，乃瘀血阻滞胃中而不舒畅，加之醇酒扰其血而沸腾，脉息滑大有力。此瘀血互相纠结于胃也，暂用豁痰理气消瘀之药治之。

苏子、郁金、瓜蒌、枳壳、桃仁、黄芩、山栀、香附、丹参，加茅根。

丸方：生地、桃仁、郁金、广皮、枳壳、香附、山栀、丹参、青皮、黄芩，茅根汤法。

所患血症已经多年，虽用滋阴降火之药，或愈或发。今①交夏令，肺金受烁之月，咳嗽不止。血随火沸，上气喘急，午后发热，饮食少进而无味，脉息弦数无神，此乃肾虚而兼脾肺之气困惫也。目下当以胃气为主。先贤治血症，每以胃药收功，而滋阴寒凉之药暂作缓图。俟饮食进，神气旺，然后再拟滋阴可也。

人参、黄芪、白术、茯神、广皮、麦冬、五味、枣

---

① 今：原作"令"，据集成本改。

仁、苡仁、贝母、甘草、加大枣、砂仁。

服扶脾保肺之药，若饮食渐进，乃为佳兆。如觉有火嗽甚，即停前药，仍用滋阴保肺之剂。但居恒刻刻以胃气为本，生冷难化之物，俱不可用，防其大便滑泄也。

熟地、白芍、麦冬、玉竹、贝母、广皮、苡仁、五味、枸杞、莲肉。

肝窍开于目，瞀目之人，肝气郁滞，肝为藏血之脏，气滞则血不流，经事不调，腹中作痛，经行之时①，其血皆黑而成块者，此乃气滞其血也。宜理气消瘀之药治之。

香附、青皮、桃仁、赤芍、枳壳、牛膝、续断、厚朴、滑石，冲热砂仁末。

丸方：香附、桃仁、元胡、郁金、青皮、丹参、牛膝、条芩，益母汤法丸。

少年时用力过度，兼之饮食太过，胃络受伤则血内溢，停蓄于肠胃之中而成便血，肝气②下注则发为痔疮，有时变为血痢，痢虽止而所瘀之血逆上而吐，胸膈咽嗌之间窒塞不舒，脉息左手沉滑带数，右手稍大于左而带滑。此系肠胃瘀郁之血尚未清爽，气滞痰凝，郁久成火，所以手足心烦热，胃中纠结，坚硬有形而痛也，理宜消瘀顺气清火之药治之，俟胸膈舒畅，咽喉清爽，然后以调理之药

---

① 时：原作"事"，据集成本改。
② 气：集成本作"火"。

为善后计。

香附、郁金、瓜蒌、苏子、山栀、黄芩、枳壳、丹参、丹皮、青皮，加干荷叶蒂。

三月间木旺之时，脾土受制，得目疾数日，此皆肝火上炎之故，四月间胃脘为物所触，虽觉不舒，然亦不作痛胀满。已服消瘀行血之药，而胸腹反觉满闷作胀，小便黄赤而短少，脉息弦细而沉。此乃肝木郁于脾土之中，湿热聚而为胀，理宜疏肝散湿热之药治之。

香茹、厚朴、广皮、苍术、枳壳、青皮、山栀、木通、葛根、滑石，加砂仁、生姜。

服疏肝清湿热之药三帖，大便泄泻已减。但胃中有物阻滞，食物不得下达，暂用滚痰丸二钱，淡姜汤下，以逐胃中之滞，使之下行，并以理气豁痰之药，连进四帖，得胀满渐减为妙。

半夏、广皮、香附、枳壳、青皮、莱菔子、山栀、滑石、厚朴，加砂仁。

脾气已虚，肝木不能条达通畅，以致作胀。小便不利，大便不实。此乃木旺土衰之象，理宜扶脾疏肝之药治之。

白术、茯苓、广皮、半夏、猪苓、泽泻、厚朴、香附、山栀、青皮、郁金、砂仁，加生姜。

丸方：白术、茯苓、猪苓、泽泻、香附、厚朴、广皮、半夏、山栀、木香，木通汤法。

咳嗽痰多，胸膈不舒，饮食不进，脉息虚弦。系脾虚不能运化其津液而为痰，土不能生金，肺虚不能固表，又当夏令湿热用事之时，暂以豁痰健脾保肺之药治之，俟胸次舒畅，然后以加味地黄丸补肾为长久之计。

暂服煎方：白术、茯苓、半夏、广皮、苏子、杏仁、苡仁、骨皮、桑皮、生姜、砂仁。

丸方：白术、茯苓、半夏、广皮、蒌霜、黄柏、骨皮、杏仁霜、砂仁、枇杷叶，荷叶汤法。

左半身不遂而痛，此系痰火郁滞，经络不宣通之故，理宜豁痰清火通经络之药治之。

广皮、半夏、天麻、秦艽、钩藤、黄柏、瓜蒌、木通、续断、牛膝、枳壳，加生姜、桑皮。

吐瘀血之后而为胀满，足跗肿硬，大便溏泄。此因平素嗜酒太过，伤其血分，以致积于胃中，随火上炎而吐，余瘀未尽，气滞不行，湿热聚而肿胀，宜消瘀行气清湿热之药治之。

香附、山栀、青皮、延胡、广皮、厚朴、枳壳、葛根、木通、砂仁。

丸方：白术、茯苓、猪苓、泽泻、香附、青皮、山栀、枳壳、厚朴、砂仁，木通汤法。

奔走劳动，有伤于肾，肾水不足，相火上炎，烁肺而咳嗽，今虽减而其①阴亏损，脉息细数，两尺尤甚，所以劳倦乏力，两足痿软。当以滋阴保肺之药为治。

生地、熟地、麦冬、天冬、川贝、瓜蒌、丹皮、广皮、黄柏、知母、骨皮、莲肉。

丸方：用六味加牛膝、麦冬、五味、砂仁、黄柏。

少腹右边结成有形之块，日渐以大，上干胃②家，则呕吐而发寒热，此乃瘕聚借其气以成形，即女子之疝也，近又③散而至左④边作痛不宁，脉息弦急。当以疏肝和胃为治。

广皮、半夏、青皮、香附、瓜蒌、山栀、黄柏、钩藤、柴胡、甘草、夏枯草、生姜。

丸方：加橘核、砂仁，夏枯草汤法丸。

病起于肝气不舒而成胀满，虽用行药通其大便而渐减，此肝气得以疏泄而退，然肝气郁于脾土之中而腹⑤胀，脉息弦数。此乃木旺火衰之象，理宜和胃疏肝为治。

白术、广皮、厚朴、香附、木通、山栀、黄柏、茯苓、白芍、枳壳、砂仁。

丸方：黄柏、知母、肉桂，水捣丸服。

---

① 其：集成本作"真"。
② 胃：原作"肺"，据集成本改。
③ 又：原作"因"，据清白里本改。
④ 左：原作"右"，据文义改。
⑤ 腹：集成本作"复"。

服后使小便利，再服丸方：白术、广皮、茯苓、山栀、川黄柏、厚朴、青皮、泽泻、枳壳、莱菔子，木通汤法。

湿热郁蒸而为黄疸，因胃中有湿热，所以作胀作酸作痛，并有带下，脉息滑大。治宜清湿热之药为治①。

苍术、黄柏、厚朴、广皮、香附、茵陈、木通、滑石、山栀、灯心、莱菔子。

《经》云三阳结谓之隔，三阳者大小肠②膀胱也，结者热结也，热结于下则反之于上。丹溪云：噎膈之症，多起于血枯痰腻，大忌香燥热药，惟以豁痰降气清火润肠之药治之。今脉息左手沉弦，此肝气郁结也；右手滑大有力，此胃中痰火纠结不清也。郁则气结，津液聚而为痰，阻滞食物不得下达，随肝家之郁火上升，则呕吐而出。先讲习静调摄，一切俗务俱置度外，然后进药，庶几奏效。

半夏、广皮、香附、山栀、瓜蒌、苏子、莱菔子、黄芩、石膏、枳壳、生姜、竹茹。

平素善饮，则知胃中湿热纠结不清；湿胜则濡泄，所以大便泄泻；湿伤筋，所以手足牵引；湿生热，热生风，肝主风，肝开窍于目，所以左目小而右目大。脉息左弦右

---

① 治：集成本作"主"。
② 肠：原脱，据集成本补。

滑，此乃肝木乘脾也，理宜扶脾疏肝为治。

白术、半夏、广皮、茯苓、钩藤、厚朴、木瓜、香附、白芍、车前。

咳嗽之后，脾肾①两虚，以致五更泄泻，此乃肾虚不能闭藏，脾虚不能健运之故也。脉息虚小无神。理宜健脾和胃之剂，先服煎剂以健其脾，忌生冷油腻，使易于运化也。

煎方：人参、白术、广皮、茯苓、黄芪、白芍、甘草、苡仁、五味、砂仁、荷叶蒂。

丸方：白果、五味、木香、补骨脂，姜枣捣丸，名四神丸。

疝症属肝经郁火，不得疏泄，外受寒凉所束，以致肿胀作痛而上升。理宜疏肝气，清肝火。

柴胡、青皮、香附、山栀、木通、黄柏、橘核、瓜蒌、苍术、牛膝、砂仁。

丸方：苍术、黄柏、香附、青皮、牛膝、山栀、橘核、枳壳，木通汤法。

浴方：苏叶、艾叶、水晶葡萄叶，煎汤热浴。

咳嗽，吐痰带血，尺脉不静，夜卧不宁，梦寐颠倒。

生地、丹皮、麦冬、山栀、黄芩、黄柏、知母、苏

① 肾：原作"胃"，据清白里本改。

子、杏仁，加茅根。

丸方：知柏六味丸加牛膝、白芍、枣仁。

咳嗽已久，性情多郁，产后饮食少进而胸膈不宽，或时作酸作胀，大便不实，脉息弦数而细。脾土虚而肝木郁，肝火来烁肺金也，暂用扶脾疏肝之药，使胸膈舒畅，然后以滋阴培本为善后计。

香附、山栀、白芍、半夏、广皮、茯苓、白术、苏子、杏仁、钩藤、生姜。

胃中痰饮积聚不清，上泛于目，以致目睛昏瞀，胸膈不舒，饮食不能运化，脉息弦而带数，右手滑大。此系肝火郁于胃中，随火上泛而为呕也，理宜和胃豁痰燥湿清肝之药。

苍术、厚朴、石膏、枳壳、蒺藜、半夏、广皮、青皮、夏枯草、生姜、竹茹。

胎前内热，肝火不得疏泄，下注而为泄泻，《内经》所谓暴注下迫，皆属于火。既产之后，时当春令，正木火升发之月，未清之血停滞下焦，发为肠痈，脓溃之后，复为痢疾，后重逼迫，腹中作痛，肝火上升则目眵不清，且煅炼津液而为带下之症，脉息弦数，面色白而带红。此皆肝火煽动也，治宜清肝火疏肝气之药为主。

白芍、甘草、枳壳、黄芩、厚朴、黄连、广皮、香附、茯苓、苏梗、荷叶蒂。

丸方：白芍、甘草、枳壳、黄芩、茯苓、黄柏、续断、砂仁、香附，荷叶汤法。

《经》云治病必求其本，本者谓究其病之根蒂也。喻嘉言曰先议病后议药。先生之病已经数载，而致病之源缘先天肾水不足，不能荣养肝木。肝火上冲于胃，胃中津液为火煅炼而成痰，纠结不清，熏蒸清虚之府，鼻窍闭塞，以致息肉内生。肺虽开窍于鼻，而其经络属胃，胃脉挟鼻孔，因胃中之痰火，闭塞其窍也。胃脉荣于面，环唇口，肝火冲动，则唇口与面肌肉牵引而动。肺①之脉络从胸走手，《经》云诸气膹郁，皆属于肺，肺气壅塞不通，则由其经而注于手，寸口鱼际之脉跳动，因肺朝百脉，合于寸口也。然胃②为生痰之源，肺③为贮痰之器，行则为津液，聚则为痰饮，得外风寒所触，痰火内发则口眼为之歪斜，口属胃，眼属肝，木火煽动之故也。年来虽不为意，恐痰火郁于胃中日久，乘元气不足之时，外邪④干入，内之痰火窃发升腾眩晕，卒⑤然有颠仆之虞，乃类中之基。况向来交秋即发疟疾，亦是胃中之痰因夏令之暑邪藏蓄于胃，得风寒所触而发，所谓无痰不成疟，疟外发⑥则痰亦得以外达，不致攒而为患。诊脉左手弦大，右手滑大不静，此

① 肺：原作"脉"，据集成本改。
② 胃：原作"肾"，据清白里本改。
③ 肺：原作"胃"，据清白里本改。
④ 邪：原作"外"，据集成本改。
⑤ 卒：原作"本"，据集成本改。
⑥ 外：原脱，据集成本补。

胃中之痰不清也。调治之法，必先清胃中之痰火，通其闭塞之窍，使肺气清肃下降，然后以滋水荣木之药治之。

丸方：半夏、广皮、茯苓、瓜蒌、枳壳、石膏、莱菔子、菖蒲、黄芩、天麻、生姜，钩藤汤法丸。

胃中清爽，鼻息通利，肌肉不跳动，然后服后方：

六味加黄柏、牛膝、麦冬、玉竹。

叶少游，从外归家，覆舟闸港，众人挽救得苏。归家发热咳嗽，鼻流腥秽之水，所吐①之痰亦觉腥秽，四五日大吐瘀血盆许。诸医欲以吐血治之，余独不然，此为寒水所注，肺胃中受浊水所伤，郁而为热，瘀血乘机而吐出。若用凉血滋阴之药，肺胃壅瘀不清，发热不清，咳嗽必然更甚。惟以理气清肺豁痰等剂二十余②帖，臭秽之物得以清爽，寒热咳嗽皆平而愈。

前胡、苏子、半夏、广皮、杏仁、枳壳、郁金、桑枝、桔梗、香附、甘草。

孙时士，平素善饮，于三月间饮酒已醉，卧于桥上堕水，抱于桥脚一二时，邻人始得救起。觉浑身头项筋脉不舒，洒淅恶寒，即往松郡卖布，有医者不行疏散，竟以劳倦治之。归家咳嗽，继之吐血，又一医者用地黄丸治之。胸膈不宽，亦不觉饿，寒热如疟，又以疟疾治之。此乃形寒饮冷，肺受水注，郁而发热咳嗽，此时未免有伤瘀血，

---

① 吐：原作"以"，据集成本改。
② 余：此下原衍"日"字，据集成本删。

凝滞胃家，咳嗽气逆随之而出。不去消导行瘀，反用地黄凝滞之药壅塞道路，其势更甚，其气愈逆。彼为无子抑郁，脉息数大无伦。余亦议其内败，虽用疏理之药，亦不取效。此症与少游相同，但其误用地黄凝滞，竟至不起。

秦照临，夏月感受暑热之邪，至秋患痢。不数日下药行之，食物不忌，壅塞胃中，不得通泰，火邪不得发越，以致呃逆面赤，两目俱红，舌见黑胎，大便后重，小便黄赤，脉息沉细而数。此热邪为食物郁遏，不得条达通畅而为呃逆。暂服厚朴、枳壳、青皮、香附、槟榔、滑石、木通、莱菔子，疏其胃中之壅滞。大便去结粪与积滞不计，胸次宽泰，伏火内发，舌愈黑燥，口渴喜冷，用六一散水调服，并西瓜汁、蔗汁，陆续饮之，以石膏、黄连、枳壳、山栀、连翘、厚朴，朝服一剂。二日共计六一散二十余碗，西瓜数枚。舌退黑而呃亦止，口亦不渴，面目之红皆退，小便清白，大便爽快，积滞已无，脉息反大而不伏，然后进以粥饮调胃。此因暑邪郁遏于内，寒凉太早，兼之食物壅滞，而成此症，故必疏理肠胃之郁滞，使之通达无阻，后用清火凉药、冷水、西瓜逐其火邪，使之下行，得以全愈。若不先疏理而竟用寒凉，则热邪郁遏肠胃，必致败坏而毙，所以用药之法，先后不可紊也。

上洋周湘文，年已五旬，三月间步至松郡，百里忍饥，面红脉大，汗出如雨，口不渴，神思倦怠，夜不能寐。诸医皆以石膏、黄连清火为治。迎余诊视，余曰：此热伤元气，加之劳倦内伤，肺气不能固表，脾虚而倦也。

人参、黄芪、白术、广皮、麦冬、五味、枣仁，连进二剂，汗敛安寐。

胃开窍于口，口糜者，胃中湿痰湿火熏蒸于上也。耳聋而鸣者，胃中之痰随少阳之火^①上升，闭其窍而聋也。肝开窍于目，肝火郁于胃中，不得条达通畅，以致目昏头眩。《经》云头眩耳鸣，九窍不利，肠胃之所生也，诸症皆属胃中有郁痰郁火，凝结不清，故有恶心、呕吐、作酸、胸膈不舒等症，以和胃清肝开郁之药为主。但久服黄连，反增燥热，二十年来不时用之，未免有偏胜之害，不若用黄柏以清龙雷之火而兼补肾。东垣每于脾胃用以泻阴火，良有以也。

潘仓舒令爱，产后调理失宜，腹痛泄泻，寒热自汗，小腹按之有块作痛，头面白而浮肿，两腿胀痛，脉息细小，不能安寐。初服消瘀行滞之药五六帖，肿痛渐减，即以消补兼治之法为疗。

白术、广皮、茯苓、白芍、香附、肉桂、青皮、山楂、枣仁、甘草。

宛老，患休息痢已经三载，脉息洪大带数，腹皮如烙，小便黄赤而不禁，有时梦遗，恐其发热咳嗽，酿成劳

---

① 火：原脱，据集成本补。

癆。因久痢伤肾故也，治宜补肾为主，此治本之法也。久痢伤肾酿成阴虚之症，目下阴火上冲，饮食不得下达而呃逆，脉息细数，声音不出，此乃水衰火亢，肺金受烁，理宜滋阴保肺降火之药治之。

六味加黄柏、麦冬、白芍、牛膝，冲热砂仁末。

膏方：生地、麦冬、白芍、丹皮、苡仁、玉竹、川贝、地骨皮、鲜百合、枇杷叶。

丸方：六味加黄柏、牛膝、五味、麦冬、杜仲，砂仁为衣。

恪修兄，肾水不足，相火上炎，血随火升，继之咳嗽，已经半载有余，脉息虚大带数，尺部尤甚。此乃劳癆之基也，理宜静养调摄，屏却俗务，服滋阴降火之药为治。

生地、丹皮、麦冬、天冬、熟地、川贝、瓜蒌霜、苡仁、沙参，加枇杷叶。

丸方：六味加牛膝、五味、麦冬、砂仁、黄柏。

血症之后，肺金受火燔灼而咳，此本原病也。目下感受暑风之邪，咳嗽而头痛，脉息浮大而虚，此外邪乘虚而侵肺也。暂用清肺理气疏散之药，俟前症减后再进补剂。

苏子、杏仁、桔梗、枳壳、前胡、黄芩、广皮、薄荷、桑皮、甘草、生姜。

朱焕兴，四月起右脚底肿痛，渐至四肢骨节疼痛，不随运用，八月①又加干咳嗽，胃中常易受寒。目今头项不能转动，头俯不能仰视，两肩不举，转侧俱要人扶，两手无力，卧则臀压胁，难于移动。手指不能举捧，足心发热，午后更甚，且作痒，腰下至脚皮肤绷急。骨节酸痛，不能步履，右脚更甚，嗽吐黏绵痰沫，大便干结，四五日一次，粪后间有红，语言多句气即不能接续，必有干咳，尊体肥厚。丹溪云：肥人多湿痰。四月纯阳之月，热气熏蒸，下流于右足底，以致肿胀，右属脾胃，湿胜则肿，四肢亦属脾胃，胃中湿痰壅滞，无从出路，流于四肢骨节而手足不能运用。此乃痿痹之症，属湿痰湿火蕴蓄于肠胃，肠胃不能容受，流及于四肢肌肉之间而为患也。其痰上干于肺则为咳嗽，肺主皮毛，故易于感冒；肝主筋，头项皆属肝，湿伤筋，故头不能转动，俯不能仰视，两肩不举；湿胜则体重着，故不能转输运动；湿热下流，则脚底热，午后阳火亢盛，助其邪气，故其热更甚而作痒；湿热下注，故皮肤绷急，骨节作痛，不能步履；脾胃在右，病在脾胃，故右更甚；胃为贮痰之器，胃中热气熏蒸，煅炼津液成痰，随火②上升而咳嗽；大便燥结者，热药补剂壅塞不通之故也；血得热而妄行，热药扰其血分则粪后见红；肺气壅盛，则语言不能通畅而接续；火气上炎，烁肺则干咳。脉息沉滑有力。种种见症，皆属湿痰湿火蕴蓄于肠胃，流于四肢而为痿痹之症也。服温补热药太过，壅塞经络，难于一时奏效。惟以豁痰清火、通行经络之药，煎丸

---

① 月：原作"日"，据集成本改。
② 火：原作"上"，据集成本改。

并进，庶可渐次见功，一切醇酒厚味难化之物，并宜暂戒。

苍术、广皮、厚朴、半夏、香附、旋覆、木通、黄柏、牛膝、木瓜、生姜、砂仁。

沈益友夫人，受病之原，得之怀娠胎气壅滞，加之夏令暑热之邪蕴蓄于内，发为痢疾，至九月终分娩之后，腹中空旷，内伏之火乘机外达，上干肺经而咳嗽气急。肺受火烁，不能清肃下行，致小便不利而肿，嘈杂呕吐痰涎。《内经》所谓诸逆冲上，皆属于火；又云诸呕痰喘，皆属于上。上者，上焦肺胃也，因肺胃熏灼之故，其气逆上而不得卧，小便热而作痛，大便后重逼迫，脉息弦数。种种诸端，皆由暑热之邪伏藏于内而致，理宜和胃豁痰、降火降气之药治之。

半夏、广皮、苏子、杏仁、石膏、桑皮、黄芩、山栀、枳壳、麦冬。

膏方：半夏、广皮、蒌仁、苏子、杏仁、石膏、梨汁、莱菔汁、麦冬、黄芩、生姜。

千墩马九成，得痿症，每有所触即卧床不起，痿软无力。饮食如常，亦无寒热，夜不得卧，神魂不宁，绵延几月，渐次步履而安。去冬火气潜藏之时，其病复发。究其受病之源，得之饥饱不时，胃气受伤，脾不能运，津液为火煅炼成痰，上干心窍则神不宁而不得卧，头眩耳鸣，脉息左手微弦，右手独见滑大有力。此系胃中有郁痰郁火，稍有所触即窃发。《经》云胃不和卧不安，阳明之热熏蒸肺金则痿而无力，又云诸痿皆属于肺热，故治痿独取阳明，当以和胃豁痰之药为治。

唐册垂，湿热痢。医家唐若如用归脾汤加苡仁、扁豆、干姜，丸方用白术、茯神、枣仁、黄芪、破故①纸等药，不愈。延诊视，余曰：大凡治病，先以议其受病之源，而用药庶几合式。如册垂兄之病，因平素嗜酒，则知肠胃间湿热蕴蓄不清者久矣。加之夏令外受暑热之邪，内伏之湿热乘机而发为痢，绵延连续，每至秋冬起病之期必然复作。仲景云：下痢至其时复发者，此下未尽，复下之。因脾主信故也。前者又有黄疸之病，则知湿热为患无疑。目下发而难愈，腹中作痛，后重逼迫，所下者皆赤白，面色痿黄，两足浮肿，倦怠乏力，小便短少，脉息洪大有力，此湿热之邪未清也，理宜清湿热、利小便、理滞气为治，乃为对病之药。今阅前方，参、芪、术补气，则湿热之邪何从出路？用枣仁、远志，似乎养肝安神，而并无此症。既用扁豆、苡仁实脾，又用当归润肠，自相悖谬。如此赤水下迫而用干姜助火，至于九月终又用破故纸补肾火，肉豆蔻暖脾止泻，又加当归润肠之品，不知何故？况痢与泄泻两症大不相同，竟将混为一途，大非前贤之法，乃张景岳混同立论之谈也。

---

① 故：原作"胡"，据集成本改。

骏老，平素畏寒恶风，此内有郁火也，郁火发越则又畏热，胸膈阻滞不通，大便燥结，食物入胃，至晚作酸而呕，脉息沉弦而数，两关尤甚。此系肝火郁于胃中，煅炼津液成痰而作酸，随肝火上冲而呕吐。并有白沫而冷者，乃热极似冷，非真寒也，是乃噎膈反胃之基。《经》云三阳结谓之膈。三阳者，大小肠膀胱；结，热结也。热结于下则反之于上。治之法先宜和胃豁痰开郁之药，宜理中焦，然后以养阴之品润其大肠，庶得奏效也。

　　煎方：半夏、广皮、香附、山栀、旋覆花、瓜蒌、郁金、枳壳、茯苓。

　　膏方：生地、归身、白芍、苏子、杏仁、柏子仁、蒌仁、梨汁、茅根汁。

　　茂兄，平素嗜酒多怒。此胃中有湿痰湿火，肝气郁而不舒，湿火上蒸则多汗。怒伤肝，肝血为之上升而见红。脉息左手弦大，此肝火妄动也；右手滑大有力，此胃中湿痰湿火也，下流于大肠则为痔疮。理宜豁痰清火之药治之。

　　半夏、广皮、枳壳、青皮、苏子、蒌仁、山栀、黄芩、丹参、黄柏。

　　胃中有郁痰，随火上升，闭其心窍，则神昏而咽喉塞碍。脉息弦滑带数，此系肝胃火熏灼津液。口干舌燥，上蒸而为汗，乃类中之基也。理宜清火豁痰之药为治。

　　半夏、广皮、黄连、石膏、山栀、天麻、瓜蒌、钩藤、菖蒲、枳壳、甘草。

德言兄，天禀肾水不足，不能荣养肝木，肝火妄动，血随火升而见红。见红之后未免忧思抑郁，胃中津液煅炼成痰，纠结于中，饮食少进，胸次不舒，痰随气逆而咳嗽。脉息两关沉滑带弦，此肝气郁于胃中，不得条达之故。今值君火司天之年，又际春夏之交，正炎炎之势日炽，虑其肺受火灼而咳嗽更甚，惟以凉血清火开郁之药为善后之计。但治血必先理气，气降则血自归经而不升，痰亦随气而下降，肺主气，卧则肺叶布散，则气为之上升，非肾虚而气不归元也。

煎方：杏仁、生地、丹皮、川贝、山栀、郁金、枳壳、蒌仁、广皮、苏子、黄芩、茅根。

膏方：生地、丹皮、川贝、麦冬、瓜蒌、杏仁、橘红、梨汁、茅根、枇杷叶。

娘娘受病之原，缘肾水不足，不能荣养肝木，肝火升腾，头①间结核累累甚多，肝火上升则呕吐。用八味丸服之相妥者，因胃中痰火得热药开通隧道，同气相求，似乎相安。然积之已久，助火消阴，交君火司天之年，积热窃发，火气上炎，汗出发热，痰中带红，寒热如疟，经事不来，脉息弦大带数。此系水衰火亢，肺金受伤之象，理宜滋阴清肺、豁痰降火之药治之。

---

① 头：集成本作"颈"，义胜。

士耂，向有痰火郁于胃中，上升则眩晕，不得疏泄则嘈杂似饥，上烁肺金则痿软乏力，散于四肢则手[1]足心烦热，脉息沉数带滑，右关尤甚。此系胃中郁痰郁火，所以结成有形之物，理宜豁痰清火理气之药为治。

半夏、广皮、天麻、钩藤、枳壳、川连、石膏、麦冬、山栀、夏枯草。

海盐朱龙为，于五十六年十月疟疾，四五发即止，此时精神未复，仍劳碌倍常，并忍气不发。五十七年春夜膳后，胃中觉饱胀，一更时候饮食吐尽方卧。自此以后，或五日或十日一吐，夜膳[2]少进，甚至绝闷，不敢夜膳，是时服资生丸。五十八年春，清晨服大八味，下午服香燥药。医家云：肝气欠和，胃中甚寒，将来恐有疝气。故服之至初夏，胃中痛渐甚，每日申酉之分胞胀疝气，兼有盘肠气痛，至戌时分必将夜膳吐尽，至五更时倦睡方宁。秋间二日一发，三日一发，夜膳不用，至冬亦然。五十九年，疝气盘肠气痛稍痊，至夏痊愈。至于胃脘痛呕吐，或半月一发，或一月一发。六十年，呕吐胃痛，一岁不过四五次。六十一年、雍正元年亦然。二年分全愈。是岁十一月感冒风寒，饮食不进，腰背俱痛，此时便不服大八味。十二月二十日忽起黄疸，遍身发痒，小便短赤，屡服药。至三年分八月全愈，但[3]黄疸时呕吐不发，黄疸愈，此症

---

① 手：原脱，据集成本补。
② 膳：原作"善"，据集成本改。
③ 但：原作"俱"，据集成本改。

又发。目下减餐茹①素，日中啜粥方好。若遇膏粱厚味，则胃痛呕吐，背痛腰酸，盗汗发痒，种种不适，并易动气，口苦，必吐尽方安。又若稍受风或用心，身便寒热，精神更疲倦矣。

案：龙为兄受病，得之外伤暑邪，内伤食物，停滞胃中，煅炼津液成痰，至冬令为外邪所触而发疟。四五发即止者，冬令潜藏故也。至来春其余邪留滞，加之郁怒伤肝，交春令发陈之月，肝木用事，木性善胀，食后胃中胀满。不得下达，肝火上冲而呕吐。斯时即应疏达肝火兼扶脾胃，则吐可愈。乃服资生丸，内中参、术、山药、莲肉、扁豆、芡实等药，皆闭气凝滞之品，其肝气不得下达而致痛之不愈也。又服八味丸香燥等药，肝火愈炽。大凡疝症，系内有肝火，外受寒凉，抑郁而成，反用八味助火，甚觉悖谬，内有地黄，乃凝滞之药，故胃中壅塞不通而痛。阳明旺于申金，故胀满而痛更甚。肝气上逆冲胃，胃中之食物吐尽。交五更②阳气，肺金主事，金旺则木平，故能安睡。此皆肝气郁于胃中，不能通畅而致痛也。交春令木火③生发之时，肝气得以疏泄。至夏令木性，垂枝布叶，尽发于外，所以疝气全愈。然其余波尚未尽除，故有时胃痛呕吐。是岁十一月，正一阳初动之时，胃中所伏之火，外为风寒所触，饮食不进。其火流注腰背，不能外达而作痛，冬至遏郁不舒，郁蒸而为黄疸。胃主肌肉，湿热

---

① 茹：原作"如"，据集成本改。
② 更：原作"经"，据集成本改。
③ 火：集成本作"旺"。

熏蒸则发痒，小便短赤。黄疸时其湿热得发于外，故胃痛呕吐不发；黄疸愈则湿热之邪复归于内，所以胃痛呕吐复作。若遇膏粱厚味壅滞胃中，则蒸而为汗，发于肌表而作瘙痒。种种诸端，皆属胃中湿热痰饮纠结不清，肝火郁而为病，所以脉息左手沉弦，右手滑大有力。治法先讲薄滋味，戒恼怒，避风寒，并服豁痰清肝理气之药，自然却去病蒂矣。

煎方：半夏、广皮、山栀、香附、川连、厚朴、青皮、葛根、柴胡、木通。

丸方：半夏、广皮、山栀、香附、川连、连翘、厚朴、青皮、枳壳，夏枯草汤法。

以兄，右半唇与发际牵引作痛，至春则发，秋冬则愈，已经三载。诊其受病之源，乃少阳之火郁于胃中，不得疏泄，至春发陈之月，内伏之邪应时而外达，秋冬则为之敛藏故也。脉息沉弦带数，乙木郁于坤土无疑矣。治宜疏肝火使其外达，自然平安也。

柴胡、山栀、香附、枳壳、石膏、连翘、黄芩、钩藤、木通、夏枯草。

丸方去钩藤，加瓜蒌、广皮，夏枯草汤法。

胃中痰火熏蒸而发为之脱落，理宜豁痰清火为治。

半夏、广皮、瓜蒌、石膏、生地、黄芩、山栀、花粉、麦冬、夏枯草。

丸方：生地、麦冬、丹皮、黄芩、山栀、黄柏、石膏、花粉、知母、天冬、连翘。

南兄，少年时多饮火酒，酒性大热有毒，积于胃中，下流而发毒，脓溃之后，流毒未消，补之太早，热邪流注于膀胱，而小便为之淋漓作痛，结为沙石，屡次窃发。今交君火司天之年，其发频而尤甚，小腹胀满不舒，脉息弦数。此系肝火郁于膀胱，煅炼津液而成黏腻之物，瘀塞溺道而淋漓作痛也。理宜清肝火、理滞气之药为治，急戒醇酒厚味恼怒，则胃中清爽而小便自利矣。

香附、山栀、黄柏、青皮、枳壳、滑石、瓜蒌、生地、牛膝、木通、砂仁、灯草。

丸方照前去木通、砂仁、灯草、生地，加桃仁、郁金。

平素多思多郁，郁久成火，得风则炽而发寒热。交春发陈之月，内郁之火因时窃发，无从疏泄，则皮肤之间流走作痛，郁于内则胸膈胀满而口干气急，饮食不得下达，郁火煅炼津液，不能荣养大肠，则大肠为之燥结，五六日解一次，脉息沉弦带数。此乃郁火煅炼津液成痰，阻滞胃中，所以不饥不食，理宜先通大便，则上焦之郁火从此下降，并以理气清火之药使其经络宣畅，所谓通则不痛也。

香附、山栀、广皮、半夏、瓜蒌、木通、莱菔子、枳壳、滑石、黄柏、石膏、生姜。

丸方照煎剂方，加桑枝汤法丸。

《经》云：头痛耳鸣，九窍不利，肠胃之所生也。头为诸阳之会，六经皆会于头，胃中湿火上升则头作痛，其疮亦是湿热为病，理宜豁痰清火为治。

广皮、半夏、山栀、黄芩、连翘、石膏、黄柏、枳壳、木通，加生姜。

策兄，有胃脘作痛之症，缘醇酒厚味积于胃中，扰其血分，停滞不通。值今君火司天之年，血随火升而吐，其色黏腻而红者，此瘀血也。脉息左手弦数，右手沉滑，此乃肝火妄动。胃中之痰与瘀血互相纠结，上干肺家而咳嗽，胸膈不舒，饮食减少。暂用滚痰丸二钱，郁金汤送下，以逐胃中之痰瘀，从大便而出，然后以大消瘀豁痰、清火顺气之药去其余波，则胸次宽舒，不致上升而咳嗽吐血矣。

苏子、桃仁、郁金、山栀、枳壳、黄芩、瓜蒌、香附、川贝、广皮、丹参、牛膝、茅根。

圣翁，天禀素弱，暑热之邪乘虚袭入而发疟，疟止之后，暑邪未尽，下流于两足而作痛。服八味丸、补中益①气丸。若果系虚症，服之宜气体健旺，何至愈加疲惫而作痛？则知邪气未尽而误补之故也。疟之发，亦因胃中有痰，暑热之邪，互相结成而起。因服补药，胃中之痰郁遏而不清，积之已久，至春令发陈之月，内伏之火窃发，上

---

① 益：原作"入"，据集成本改。

升则齿痛，因阳明胃脉环唇口入齿，伏火由其经而泄。胃为贮痰之器，津液为火煅炼成痰，至清晨阳气升腾，痰随火升，所以语言不能。大凡痰症，得热药开通隧道，似乎相安，旋即热势愈盛，真阴愈耗，反令内火熏灼，所以畏热。热极销烁①，下注而小便为之多。火升则齿痛，火降则痛止。积热之火销铄津液而为三消之症，久之变为鼓胀，或发痛疽，则为不治之症。目下胃中火炎于上，则齿痛耳痒，脉息沉涩，此痰火郁结于胃，不得宣通之故，理宜豁痰清火之药为治。

陆占贤令媳，平素肝家有郁火，肝主疏泄，为藏血之脏，肝火扰其血分，血得热而妄行，故易于堕胎，所以小腹攻冲不定。小腹者，肝之部分也。胆为肝之表，肝病而及于腑，则上升于头而为头痛，因少阳之脉起于目锐眦而抵头角也，痛则昏沉而不清；因胃中之痰随少阳之火而上升，故饮食少进而无味。肝为风木之脏，肝火消铄则肌肉为之消瘦，即《内经》所谓风消也。每至午后火升者，盖肾肝为阴脏，肾肝之阴不能荣养，故至阴分而少阳之火上升而头痛也。种种诸疾②皆由肝胆之火郁而不舒，理宜暂用疏肝清火开郁之药，俟发热头痛已愈，气不攻冲，然后再商调补之策。

柴胡、黄芩、山栀、黄柏、香附、青皮、半夏、广皮、夏枯草。

---

① 烁：原作"销"，据集成本改。
② 疾：原作"痰"，据集成本改。

芦店陈子明，受病之原，因露卧伤湿，风寒外来，不得疏泄，逆上而为喘急不得卧之病。《经》云形寒饮冷则伤肺，又秋伤于湿，冬生咳嗽，湿胜则肿，所以先肿而后咳嗽也。此脾病而及于肺，理宜燥湿清肺降气之药为治，并非肺胀也。

半夏、广皮、苏子、杏仁、桑皮、旋覆花、枳壳、厚朴、苍术、桂枝、莱菔子、砂仁、生姜。

丸方：二陈、茯苓、苏子、杏仁、厚朴、枳壳、桑皮、苍术、莱菔子。

季先之病，得之饥饱劳役，有伤胃络，以致瘀血滞凝胃中，结成有形之象，按之而痛，痰中所带黏腻不鲜明之血，食物阻滞，难以下达，郁而不舒，则作酸嘈杂，大便艰涩①，小便黄赤，脉息沉弦带数。此系瘀血纠结于胃。理宜消瘀行滞之药，逐其瘀血，从大便而出，自然奏效。

桃仁、归尾、香附、滑石、延胡、青皮、枳壳、郁金、大黄。

陈源远夫人遥拟，大凡性急者有肝火，经事后期不调，此肝气之滞，故经事来迟也；肝火郁于胃中，煅炼津液成痰，下注而为白带；右边偏头痛者，此胃中之痰随肝火上升而作痛，俗名头风，并非风也，得风则胃中

① 涩：原作"混"，据集成本改。

之痰火窃发而痛；脊之囟门发际脱落者，因胃中痰火上熏而秃也；大便患痔常艰涩，胸前胃脘时时气痛，因胃中郁而不舒，郁久成火，下流于大肠而为痔，胃脘气滞不宣通则作痛；每晚浴后面红唇燥者，动则火升于上也；动作辛苦，劳伤元气，则腿脚酸软，五胎俱不育者，因怀娠内热耗其精血，不能荣养之故也。肝火冲于胃而呕吐，名曰恶阻，过春令木气谢事则不吐矣。此症只宜疏肝扶脾，一切凝滞之药俱不宜服，壅滞则肝气不能疏泄，脾气愈困矣。目下以安胎为第一着，安胎之法惟健脾清火理气为要，药凝滞则胎气不能转运，恐生产难，气道流行则胎气转输而易产。丹溪云胎前毋滞，产后毋虚。今酌方于后。

条芩、白术、香附、广皮、山栀、枳壳、苏梗、杜仲、续断、荷蒂，砂仁为引。

嘉兴杜景山老，胃中有痰，肝家有火，下注精房而为梦遗；误用温补涩精之药，痰火壅塞不行，熏灼血分而为便血；血虚不能荣润大肠，则大便燥；痰火上升于头，则眉发为之脱落；肝火下注，则小便频数。种种诸端，皆属痰火郁于胃中，误用补涩之药，无从发泄而诸症蜂起。时交相火司天之年，夏令炎热之月，所以脉息左手弦大，右手滑大。理宜暂用豁痰清火之药，以治其郁结，俟清爽之后，再以滋阴药为善后之计。

半夏、广皮、瓜蒌、山栀、黄柏、石膏、黄芩、连翘、滑石、枳壳、甘草。

丸方：二陈、黄柏、黄芩、连翘、蒌仁、花粉、生地、石膏、枳壳。

胃中食积，与肝火郁滞不通而为胀满，肝火熏蒸于上，则两目昏暗，脉息弦数不静。此系肝火郁于脾土之中，湿痰食积互相为患也，理宜清湿消导之药治之。

苍术、厚朴、香附、广皮、枳壳、莱菔子、滑石、石膏、青皮、黄柏、山栀、砂仁。

久疟之后，胃中顽痰未清，郁而为火，上炎于面而红①，下流于足而肿，闭其经络而麻，脉息两关滑大。此系郁痰郁火为患，宜以豁痰清火为治，先服滚痰丸二钱。

煎方：二陈、枳壳、瓜蒌、石膏、黄芩、天麻、莱菔子、旋覆、生姜、竹茹。

丸方：二陈、茯苓、枳壳、黄芩、石膏、山栀、瓜蒌、香附、莱菔子、生姜，钩藤汤法。

疟疾而兼咳嗽吐血，脉细数而侧眠。此劳疟也，理宜滋阴保肺之药治之。

胃中有胶痰，肝家有郁火，肝主疏泄，其火上升，则头角多汗。肺胃居右，其火旁流，则两手亦多汗。胃为贮痰之器，得肝火煎熬津液成痰，胶固难出。得火之上升，

---

① 红：原作"孔"，据集成本改。

其痰随之而出。自觉畏冷，此热极似寒，非真寒也。肺主皮毛，主宰一身之气，而外卫皮毛，稍有不足，其邪易于侵袭。痰气流于四肢，则手指麻痹。肝气下流于阴囊，无从疏泄，则肾子①胀痛。上升则有头晕目眩耳鸣等症。诊得脉息左手弦大不静，此肝火之妄动也；右手滑大有力，关部尤甚，此胃中有胶痰。肺气壅滞不行，故胸膈不宽而胀闷，得气展舒运行则觉舒适。种种见症，皆属痰火气凝结，肝火郁而不得条达通畅之故也。先宜豁痰理气降火之药，使气行而不滞，火降而不升，庶不致猝然颠仆而成类中也。又恐其痰气留结而为噎膈反胃之症，故不得不防微杜渐而预为筹②画。

煎方：二陈、山栀、黄连、枳壳、香附、青皮、蒌实、天麻、钩藤、甘草。

丸方：二陈、茯苓、青皮、香附、山栀、黄连、莱菔子、瓜蒌、天麻、砂仁、生姜，钩藤汤法。

又培本丸方：六君子汤加黄连、香附、天麻，钩藤汤法。

七年前曾患便血之症，去血过多，真阴亏损，以致胃脘干枯而作痛，饮食难于下达，大便难通而干燥，脉息左手弦大，右手沉涩，两尺不静。此系肾阴不足，肝火上升，消烁③胃中之津液，乃噎膈反胃之基也。惟以滋阴之

---

① 肾子：睾丸。
② 筹：原作"寿"，据集成本改。
③ 烁：原作"燥"，据文义改。

剂荣养胃脘，滋润则不痛而饮食可进，并以汤液润泽之物润之。

煎方：生地、当归、白芍、瓜蒌实、金石斛、香附、山栀、白茯苓、柏子仁、苏子，加荷蒂。

又煎方：六味地黄汤加黄柏、牛膝、归身、白芍药，冲熟砂仁末、沉香汁四匙服。

膏方：白芍药、生地、天冬、麦冬、玉竹、梨汁、广皮、芦根汁、茅根汁、归身、石斛，照常煎膏法，收自然膏，热不时挑化。

胃中湿痰纠结，郁而为火，循其经络，而鼻流腥秽之涕，饮食入胃不得下达，逆而呕吐，脉息沉滑有力，此胃中郁痰不清也。

半夏、广皮、茯苓、香附、枳壳、厚朴、莱菔子、藿香、旋覆花，加生姜一片，水煎滤清服。

丸方：半夏、广皮、茯苓、厚朴、白术、莱菔子、香附、枳壳、谷芽、砂仁，荷叶汤法丸。

胃中有痰，肝家有火，痰随火升，上干于心窍，而厥逆不省人事。此痫症也，久则变为狂妄不宁。脉息左手弦数，右手滑大有力，乃痰火升腾之所致也。理宜豁痰降火之药治之，并忌醇酒厚味。

煎方：半夏、广皮、黄柏、石膏、山栀、黄连、鲜石菖蒲根、枳壳、枣仁、蒌实、郁金、钩藤、甘草，加生姜、竹茹。

丸方：半夏、广皮、黄柏、石膏、山栀、黄连、枳壳、胆星、鲜石菖蒲根、枣仁、瓜蒌实，钩藤汤法丸。

肾纳气，肺布气，肾虚气不归原，所以但布于上而不能下降，膈间气满不舒，当以补肾纳气之药。

丸方：八味丸加纳气之药，磁石、砂仁、五味、黄柏、牛膝。

去夏感受暑热之邪，下流膀胱而赤浊，此系胃中湿热所致，谅补之太早而用涩药，以致湿热壅塞于胃，小便频数而浑浊。《内经》云诸水液浑浊皆属于热，又云九窍不利，肠胃之所致也。目下胸膈不舒，小便浑浊且痛，脉息左手弦数，此肝经有火也；右手沉滑有力，此胃中湿痰湿热蕴蓄不清也。治宜和胃疏肝清火之药为主。

煎方：半夏、广皮、枳壳、香附、山栀、滑石、木通、黄柏、青皮、厚朴、甘草，加灯心。

丸方：半夏、广皮、香附、山栀、青皮、黄柏、砂仁、茯苓、枳壳，木通煎汤法丸。

胃中有痰，肝家有火，痰随火升，上干心窍，以致跳动不宁。郁于胃中不得条达通畅，则腹中作胀。扰其精房，则有遗滑之患。上升则头晕耳鸣。胃中之火煽动，则津液蒸而为汗。肺受火烁，则两足痿软乏力。肝火妄动，则手足颤振不宁。面色红而光亮，目睛见红，脉息弦滑有力，此皆痰随火升之故也。治宜豁痰疏肝之药，庶不致酿成类中之疾。并忌醇酒厚味为要。

半夏、广皮、石膏、瓜蒌实、黄连、枳壳、钩藤、山栀、厚朴、青皮、木通、滑石，加生姜。

平素肝火不静，郁于胃中，不得条达通畅，煅炼津液成痰，纠结不清，饮食入胃，阻滞不运，脉息弦细带数，右手尤甚。此乃肝气抑郁胃中，郁久成火而为患也，虽因停食而起，实木旺土衰之故。《经》云：伤其脾者，调其饮食，适其寒温。先讲食物宜少而不宜多，宜温而不宜寒，并戒恼怒燥急，恐触动肝气升腾而致胃中不舒。治宜扶脾疏肝为要，一切俗务俱置膜外，恐久则酿成噎隔之症也。

煎方：白术、茯苓、半夏、广皮、香附、谷芽、白芍、山栀、瓜蒌实，加生姜。

丸方即前方，以荷叶汤法丸。

少年有哮喘之症，此胃中痰火上升，干犯肺家而为喘急不得卧也，理宜豁痰清火之药治之。反以艾火燔灼肺腧与胃脘，致胃中之痰胶固未清不得外出，所以哮喘之症不发，郁于内而烁肺，故咳嗽不止而痰亦不清也。其火下①流而肛门发毒，已经脓溃成漏。胸膈不宽，咳嗽不止，若用滋阴之药则胸次满闷，惟消痰降气清火之药暂服四帖，候胸次稍宽，然后以滋阴之药为培本计。

---

① 下：原作"不"，据文义改。

据述病原，左手脉息弦而带数者，此水衰不能荣木，肝火妄动也；右手沉弱无力，此热伤元气，肺胃不足也；咽喉肿痛，水衰火炕，肺胃受烁也；头项诸痛更甚，皆火气上冲；痛伤元气，所以饮食少进；郁火煎熬真阴，不能荣润大肠而大便为之燥结。又当夏令炎炎之势日炽，目下治法，惟以滋阴降火为要，并以汤液滑润之物充其肠胃，更宜戒恼怒躁急，自然奏效，酌方于后。

煎方：生地、麦冬、天冬、川贝、瓜蒌、花粉、黄柏、知母、元参、白芍、牛膝，井水煎熟砂仁末一钱冲服。

煎剂多有伤胃气，惟以小小膏剂频频挑化。

膏方：怀生地、麦冬、天冬、蒌仁、川黄柏、知母、茅根、芦根、玉竹、白芍、花粉、柏子仁，照常煎膏法收自然膏，悬井中不使坏，炖热不时挑化。

景韩兄，病起于肝气郁于胃中，不得条达通畅，上升则耳痛而目昏头重，下扰精房则为遗精，梦寐不宁，脉息左手弦大有力，右手滑大有力。此系肝家有郁火，胃中有胶痰，肝主疏泄，今不得疏泄，下注而梦遗，当以和胃豁痰疏肝清火之药为治。

半夏、广皮、枳壳、香附、山栀、瓜蒌实、青皮、莱菔、黄柏、木通，加生姜，水煎服。

湿热郁积于内，不得宣通，郁而发黄，胸腹按之坚实有形，脉息滑大有力。此系酒积郁积结成其块，为黄疸之疾。理宜清湿热理滞气利小便，并忌醇酒厚味肥腻难化之物为要。

煎方：苍术、厚朴、广皮、半夏、枳壳、香附、木通、滑石、茵陈、莱菔子、瓜蒌，加熟砂仁末。

丸方：苍术、厚朴、广皮、半夏、香附、枳壳、莱菔子、瓜蒌、滑石、黄柏，用茵陈、木通煎汤法丸。

酒性大热有毒，熏蒸肺胃，血得热而妄行见红，脉息洪大无力。此系水衰火亢，肺金受烁之象也，理宜滋阴降火、清金保肺之药为治。

生地、丹皮、麦冬、地骨皮、川贝母、黄芩、山栀、天花粉、白芍药、知母、甘草，加茅根煎。

丸方：六味地黄加知母、黄柏、天冬、麦冬、玉竹。

昔肥今瘦者，痰也。痰贮于胃，郁蒸而为热，上升则为头汗，面色红，口不渴，不喜饮，不觉饥，脉滑大带数，此乃因痰而生热。若论肾水不足而为消症，则易饥善食，因痰贮于胃，故不易饥而不善食；若论消渴，必喜饮水，今则不渴，非燥也，乃胸中有痰也；若论下消，则小便必浑浊黏腻，今小便仍有清白者，则知非下消也。此因痰而生热无疑也，当以豁痰理气开郁之药为治。

半夏、广皮、枳壳、香附、山栀、黄连、石膏、瓜蒌、莱菔子，加生姜、竹茹。

即以此用夏枯草煎汤泛为丸。

叶湘成夫人，怀妊五月即呕吐泄泻，彼因脾虚不足，用参术补之。交初夏火令，所居楼房地土皆湿，门牖闭塞不通，内之湿气熏蒸，脾气已虚，湿热之邪留滞于肠胃，加之浓郁厚味不节，积至将弥月，外冒风寒，内伤食物，发热作胀，二便不通。初医用白术健脾之剂，热势更甚。延余诊视，胸膈痞满而痛，此宿食未消，投消导破气之药，众疑有碍胎气，予曰：此时弥月即产，亦不妨也。三剂而胸膈顿宽，大便亦通，惟小便少而觉热，即用理气之中加滑石、木通。又疑其滑胎，予曰：此时正宜用滑胎服。日中服之，半夜腹痛，胞水已破，彼欲用参，予曰：滞气尚未清爽，若用之反增气滞难产，况前途服参斤许，勿虑其虚也，当用薄粥养其中气为主。至黎明即产，子母无恙，胸前舒畅。予曰：不必服药，竟用益母汤、山楂汤去其恶露。半月后发小疖不计，头面更多，余曰：此乃湿热之毒外达，听其自然，惟以健脾为本，加理滞气之药，数日皆溃脓而愈。此乃膏粱厚味，过用补药而病也。

鲁士升，五月初停食冒风，胸膈不宽，咳嗽气逆，自觉腥秽之气。余曰：脉息弦数，右手寸关尤甚，此肺痈之候也，虽属外科，然必须疏肺外邪宽胸膈为主。仍用二陈加枳壳、桔梗、苏子、前胡、桑皮、旋覆、杏仁，五六剂觉气平而胸膈不宽，腥秽之气如旧。即更用枳壳、桔梗、瓜蒌、橘红、贝母、苏子、前胡、桑皮、甘草，数剂而少安。继之脓血带痰而嗽出不计，又加生地、丹皮、郁金、茅根、苡仁，两月而全愈。此乃风寒停食而成肺痈也。

太仓周予安令郎，去夏饮食不节，劳力恼怒，当风露卧，因而发黄，即以黄疸病治之。延至冬令，遍身发痒，搔破则血出不止，头顶发一肿块，漫软如脓。符公陶治之，用凉血滋阴之药，并以刀刺之，血出盈盆，几致危毙。外用敷药止之，然发痒如故而血出如旧，齿缝中不时血出。二月初二晚，同医者应集生会饮于周圣修斋头，适予安家人来请，应医云服犀角地黄汤，齿缝中来血二盆许，举家惊惶。此时与集生同往诊之，脉息芤大不数，身不发热，询之胸膈不宽，大便黑，小便利，已数日不寐。予曰：此阳明蓄血，郁而为黄也。用桃仁承气汤一剂，去黑血不计，齿缝中血遂止，得以安寐，但黄色未能即退，痒亦未除，定消瘀清湿热之方而归。然细究此症，其人年已二十三岁，尚未婚娶，惟好游嬉，饮食过饱，竟夕不寐，夏月当风而卧，此湿热瘀血互相郁遏于肠胃之中，外卫为风寒闭塞其腠理，汗不得泄，所以发黄发痒。其瘀血循经络肤腠之间而出，故以下剂去肠胃之血；其散而经络者得汗可以痒除血散，然一时不能宣越，外用苏叶葱煎汤浴之，内用燥湿消瘀之药丸服。因脉不数大，身不发热，故议其可治。

龚九牧，连年变故，忧郁思虑，致咽喉窒塞微痛，饮食可进。医者以喉癣症治之，愈增忧惧，以谓必成劳瘵。胸膈不宽，绵延半载，于九月初旬忽眩晕麻木，冷气上逆，口不能言，然人事清爽，自觉虚象，以人参进之。来接予治，诊其脉息两关滑大而弦，胸前不舒，咽喉窒碍，此乃痰火郁于胃中，不能条达通畅，上熏咽喉，痰随火升，即时眩晕，并非虚症。投以二陈加石菖蒲、香附、郁金、黄连、山栀、钩藤、天麻之药，三四帖前症已平，但冷气有时上升而麻晕，自信虚症，前药不用，竟用人参补剂，饮食颇进而卧床不起，身体重着肥胖，不食不饥，即食亦不觉饱。交二月下旬，忽咽喉肿痛，痰涎上涌，语言不出，大便不通，疑是缠喉风，举家惊惶，复邀予治。细诊脉沉伏，水饮难下，涎水不时咳吐，此痰火郁于胃中，潜伏已久，当春令宣越之时，内郁之痰火乘机外达。诸医皆用芩、连、元参、花粉、甘、桔之辈治之，膈间愈不通。余以二陈加枳、桔、香附、山栀、旋覆、生姜以开其结，继用大剂凉膈散不时饮之，大便通利，去痰积稠黏之物不计，咽喉即开，胸膈亦宽，粥汤可下。后用二陈理气清火之药调之，数日之后即能步履而饮食如常，经年之疾一旦霍然矣。

糕店俞姓者少年，吐血稍愈即咳嗽气息，正月起至二月初旬气逆不卧，胸前不宽，面色红亮，饮食不进，脉息洪大数而有力。前所服药皆用滋阴保肺治劳瘵之法，服三十余帖，日甚一日。偶在程锦雯家，邀余诊视，论血症之后，见此情状，万无生理。然起病之时在十二月至三月初，约有三月，若论劳症，何至速毙？若论阴虚内热，必然肌肉消瘦，今肌肉如故而神气不衰；若果阴虚咳嗽，所服之药皆滋阴保肺，自然安静迁延。细究受病之初，面西开店，岁暮天寒，店业匆忙，早起晚卧，感受风寒，侵袭肺家，以致咳嗽诸症蜂起。授以二陈加苏子、杏仁、前胡、枳壳、石膏、旋覆、瓜蒌，六剂而诸症皆平，得以安寐。后又用前方去石膏，加知母、门冬，不数剂而愈。此乃误认阴虚吐血而反增剧耳。凡治病者须细心体究，圆融治法，不可执泥也。

朱丹衷，丙子五月，下部患疮。传一熏药熏之，鼻嗅其火毒，即血出气喘发热。一医误以外感治之，愈觉喘急热甚，昼夜不得安寝，肌肉消瘦，脉息数大。余曰：此乃火毒攻肺也。即以凉膈加石膏、知母，连进四五剂，热势稍退，舌燥喘急未平。继用生地、麦冬、贝母、天冬、知母、丹皮、黄柏、山栀、甘桔，连进数帖。热久肺伤，并以二地、二冬、二母、枇杷叶煎膏频润。一月后忽梦遗安卧，举家以为久病得此，惊骇无措，病者自危。余曰：此乃火邪下注，走其精道而出也，虽困倦，喘急已平矣，毋惊惶。果气平身凉，仍用生脉散、六味汤加麦冬、知母、黄柏调之。自此以后，惟用滋阴保肺之药三月余，神气倍常，肌肉丰厚，较之平时更觉健旺矣。

癸酉年，太仓王怿民令郎夏畴，九月初旬得时症已半月矣，自汗气急，谵语循衣，不得安卧，脉息洪大，手足温暖。诸医以为年少酒色太过，阴虚不足，当用大剂人参可以挽回。余曰：此乃阳明症也。自汗口渴，喘急谵语，所喜脉息洪大，手足温暖，当用白虎汤为主。诸医惑阻，乃卜之神明。参已煎就三钱矣，卜吉即服。卜之凶，更用大剂白虎汤，一剂而汗止安寐，人事清爽。复用清火凉膈之剂五六帖，并以西瓜汁与之，数日后渐次平安而愈。

太仓吴梅村令爱，年已五十余矣，少年寡居无子，偶因邻家失火，惊悸怔忡，冲逆眩晕，如坐^①舟车之中，自春至夏已经三月，所服六君子汤参已服过斤许，其病更甚，略见亮光，头眩冲逆愈甚，常居于幽暗之室，稍觉安宁。夏末秋初，延余诊视，脉息弦大数而有力，两关带滑，询其面色不时红亮，唇若涂朱，两胁小腹攻冲上升，即耳鸣怔忡，昼夜不静，稍见日光，两目胀甚。此乃肝火内发，挟痰而上升耳，缘平昔忧思郁结，肝火伏藏于内，至春木气升腾之时，加之惊骇外扰，肝胆之火乘机窃发。眩晕怔忡之疾，未有不因痰火者。用滚痰丸下去黏痰不计，始觉二便如火，口鼻中热气如烟，自知是火症矣。时夏令，毫无汗泄，即用紫苏葱汤，连浴三四日，汗乃得出，眩晕减去大半，热气外达，口舌生疮，两目如朱，更以黄连、石膏、山栀、连翘、薄荷、黄芩、枳壳、桔梗、甘草、柴胡之辈数剂，火气始平。后用滋阴降火之药，煎膏频进，交来春而愈。

壬午岁夏月，杜诚如患痛痹之症在环跳处。疡医误认为阴毒，投以桂附参芪之品，外用艾灸，并用熨烙，患处

---

① 如坐：原作"坐如"，据清白里本乙正。

坚硬顽毒。至八月中来诊，脉息数大有力，肌肉消瘦，恶寒微热，此乃热为寒束，留滞少阳之经而成痛痹，反以热药补剂闭塞经络，不得宣通，热郁于内也。用柴胡、黄柏、木通、滑石、山栀、钩藤、木瓜、连翘之品通行经络，宣散郁热，八剂患处觉宽，痛亦稍安。复来就诊，脉息弦数而大，寒战身热，此伏火外达，因天令收敛，难于宣散，仍以前药加减服三四剂。热势日炽，烦渴喜冷，患处有似炉火熏灼，手按热极，又用生地、麦冬、知母、黄柏、山栀、木通、石膏、丹皮、黄连清热之药，其热更甚，口啖西瓜、柿、梨、甘蔗不计，稍停胸膈燔灼布满，冷物下咽，胸次豁然顿开。所喜饭食鱼肉能食，肌肉虽消瘦，尚未憔悴，神气不衰，大便干结，痛处日甚，手按如烙，软漫高肿，将有成脓之象，脉息数大不减。此热药太过，亦有发毒成脓者，即用小刀开去恶血碗许，其肉皆空肿。四五日，刀眼已闭，然肿痛不减，其中之脓未曾开泄，另延外科，开去其脓。自此痛减日平，饮食大进，肌肉渐长矣。若论阴寒附骨疽，岂用寒凉清火不计而能收敛痊愈者乎？则知治病宜圆活变通矣。

下沙刘禹成，六旬之年，向有痰火之症，冬间感冒风寒，即发喘嗽。至正月初，不忌荤，不避风，又服人参补剂，喘嗽痰盛，面色红亮，语言谵妄，不得安寐。医者俱以时症外感，用清火之药而不治痰。予诊视，脉息滑大带数，此系痰火发作，误治而痰火不消，投以二陈加瓜蒌、苏子、杏仁、旋覆、枳壳、前胡、石膏，连进八帖，即痰气平复得以安寐。后以前方去石膏，又进四剂而全愈。

朱友德，向有喘症，遇风寒即发。正月初三因怒冒风，旧症复萌，不三四日，即投六君子、桂、附等药，人参已进六钱，至初七谵语舌黑，喘急更甚。初十日诊视，脉息数大无根，手搐自汗，面色沉黑，此肺受火烁，法在不治，至明晨而亡。此投药之误也。

柔老案①

八月廿六日诊：柔老天禀素弱，赋性持重，言不妄发，所以肝气郁而不舒。去秋金气收敛之时，肝主疏泄，气欲散而外达，自觉气散难收，不能主持，似有虚脱之象。投以桂、附大补之剂，似乎相安，而内伏之肝火则未静，以补剂闭塞，暂缓其时耳。且冬令为万物潜藏之时，肝木之气暂随时令而藏于胁之部分，至春令升发之月，其肝木之气应时而升腾浮动，故气散难收，不能愈而反甚。喜手按于胸胁者，因肝火欲散漫条达，自惧虚浮欲脱，故将手按住其气，使其气不升腾耳。两手不能展舒运动者，因肝气逆上，壅于肺家，肺为气之主，诸气膹郁，皆属于肺，肺脏下无通窍，其气壅闭则走注于经络，壅而不通，不能舒展运用也。肺之声音不能外发者，因肺窍闭塞，声音不能外达，故语言艰难，非舌之不能转动而不能言也。及察形色气象，面白唇红，两足温暖润滑，两手时冷时

---

① 柔老案：此标题原无，据本案文义补。

暖，不时嗳气咳逆，大便五六日或十余日不解，粪亦燥结干硬，小便带黄，夜不能卧，端坐无倦怠困惫之状，饮食每日惟稀粥两碗。细究此病，面白，肺色也，肺病故色白；阳明之脉环唇口，肠胃壅滞不宣通，郁而为火，故唇见红色；两足温暖，则知非虚阳上泛也；两手时冷时暖者，肺之经络从胸走手，肺气壅滞，不得达其经络则冷，稍得贯串其经则暖；嗳气者，胃中郁遏不清，痰气闭塞膈①间，不得伸越而嗳也②；咳逆者，肺气之逆也；大肠为传导之官，气不转输，津液不流通，则大便燥结而不通也；《经》云胃不和，卧不安，阳明之脉其气下行，胃气逆不得从其道，故不卧也；竟夜独坐，毫无倦怠之状，此神气之不衰也；粥饭少者，胃中参药太过，壅滞不宽，故不饥不食。若论虚损不足之证，如此大补经年，自然日渐康健，何反病势日增，饮食日减？若论脾肺之气虚而不能收摄，大便必滑泄，神气必倦怠乏力，断无久坐不倦之态。若论小便不禁而属肾虚者，危在顷刻之间，岂可以补剂挽回乎？因肝火疏泄而不禁耳。若论气无收摄，岂可大剂参、芪而毫无见效者乎？总之，以肝气郁结日久，将军之官暴发上冲，则有散失不收之状，降下则有小便不禁之患。经年补塞之药充塞肠胃之中，故有壅滞不通泰之象，所以有嗳气、咳逆，燥结、不语、不寐诸症见矣。鄙见参、术、河车补塞之药，且为暂停，当以疏通肝气和胃豁痰开窍之药连进三四剂，使其条达通畅，肠胃流通，饮食

---

① 膈：原作"隔"，据清白里本改。
② 也：原作"心"，据清白里本改。

渐进为佳耳。正之高明，然否。

半夏、茯苓、广皮、香附、郁金、枳实、钩藤、木通、甘草、石菖蒲，加生姜、竹茹。

廿九日复诊：柔老病原起于抑郁不舒，肝气不得条达通畅，郁遏日久，因而暴发散漫不收，似乎虚脱之象。服人参、桂、附而相安者，肝气得桂、附之性，宣通无阻滞之故，且前者服寒凉之药太多，故服热药亦无害也。自去秋起病，服温补之药并人参三十余斤，可为①大补矣，然未见康健，但见饮食日减，肌肉日消，则知治病未中其肯綮耳。况受病者坚执以补为长城，而以谷食为末具。且人之生也，惟藉谷食为养身，展舒运动以应天道之行健，使气周流而不息。今日逐兀坐，困苦而不运动，语言不发而默默，肠胃不通而大便燥结，日进薄粥两碗，以人参补药为家常饭，如此调摄则周身气脉不流行，肠胃壅滞不宣通，上不能食，下不能解，阻绝其气。总之，以气散不收为言，夫气散而用参、芪收敛之药已经年余，自然必能收敛奏效，今不效者，则知非气散，乃肝气之浮动也。肝为将军之官，其性疏泄，郁久则暴泄而散漫耳。诸同袍皆以补剂顺病者之心，绵延岁月而不见成功，将来必致败坏决裂。鄙见以郁病而用疏泄开郁之药，未免彼此相反，病者不能信从。盖脾主信，服药相信，虽不中病而自觉有效，不信，虽对病之药亦未能见效。况药剂颇多，即对病之药亦②能有伤胃气。久病之后，先以胃气为根本，胃气伤则

---

① 为：清白里本作"谓"。

② 亦：此下原衍"未"字，据清白里本删。

谷食不进，虽有智者不能为力矣。廿六①日起服温胆汤三剂，虽未却病，颇觉气道宣通，粥食多两碗，则知常日气散，乃肝家之郁气宣散也。若气虚散失，岂有服理气开郁之药而反能食者乎？且医之治病，必藉望闻问切四者以察病情，古之神圣尚且如此，况吾辈下愚而专以脉之一事，以知病之幽隐者乎？今察色白而有光彩，耳轮肥润而不焦枯，两目炯炯有神，唇色红活，手足心滑②润温暖不枯，此乃吉兆。但食饮衰少，肠胃不流通而嗳气，身体不能展舒③运动，自觉气散难收，此皆气滞不舒之病也。故用豁痰开郁理气之药，补剂宜止而勿用，或煎或丸，候其肝气条达，饮食渐增，然后再商治法。

二陈加香附、鲜石菖蒲、郁金、枳实、钩藤、木通。

九月初一日再复：大解之后，肝气得以宣通，左胁作胀而痛，两手心烦热，此所郁之火通达于四肢也。加理肝气之药于前方，以通其肝气，所谓通则不痛也。切勿过虑其虚而投补日逐，惟以疏通肝气之药一剂，使其胸膈舒畅，粥食渐增为妙。

半夏、广皮、香附、青皮、枳壳、郁金、石菖蒲、钩藤、甘草、木通、茯苓，加生姜、熟砂仁末。

三复：柔老郁火之病经年，用药俱以补气涩敛之药，愈补愈甚，气道不得宣通，大便不行而嗳气，胸腹④按之

---

① 六：原脱，据清白里本补。
② 滑：清白里本作"温"。
③ 展舒：原作"专展"，据清白里本改。
④ 腹：原作"膈"，据清白里本改。

坚实。知其内有结粪，用理气之药加元明粉、大黄以去宿垢，三次皆有黑而有硬块者。左边气道已通，惟右边尚未舒畅，此肠胃中余波未尽也，当以疏通滞气为要。

广皮、厚朴、香附、枳壳、青皮、莱菔子、山栀、白豆蔻、沉香，加熟砂仁末。

四复：柔老自九月初起至冬至节，俱用疏通滞气清理郁火之剂，渐次相安，饮食日进，神气颇好，肌肉渐长，肢体得以舒展运动，语言易出①，此乃渐愈之机，投剂之验也。但大便未能自解，粪色带黑，嗳气未除，肠胃中郁火未清，药毒蕴蓄盘碍纠结于内，不能解散之故，则知前此用药之误矣。一阳初动之时，内伏之火犹恐随时令而升发，必使之下降而不致上泛为佳，当以润大便为主，而以开导其滞气为要，大便滑润则火从之下降，气道宣通则右边快畅而无碍矣。具润肠丸合保和丸于后。

当归、麻仁、桃仁、枳壳、酒炒大黄，为末，酒丸，每服三钱，滚汤送下。大便二日一解，即服一次。

常服丸方：半夏、广皮、楂肉、麦芽、莱菔子、连翘、川连、香附、山栀，荷叶汤丸。

大便常燥不解，此系火郁于内，煎熬津液，不能荣润之故也。常以膏剂频润，使其滑而不滞。

生地、当归、苏子、枳壳、柏子仁、天冬、广皮、麦冬，梨汁一斤冲服。

五复十二月初二日：柔老交冬至节后服润肠理气等药，

---

① 出：原脱，据清白里本补。

大肠润滑不黑，机关通利，语言动作已觉轻便，饮食渐加，此药之验，病之退也。但一阳初动之时，内伏之邪得以展运而发越，所以气道时通时塞①。肠胃中郁结日久，服通利之药，其气宣通外达，自然渐次平安，物穷乃止，不必过虑也。服药之法，惟讲开导经络、宣散郁气为主，万万不可疑其虚而投补填之药。阳春一至，病蒂可除矣。今择十二月十五日迁床于内，宜缓步徐行，使周身筋脉活动，并将艾叶、苏叶煎汤，于暖室摩浴腹上及下体，使腠理疏通，所郁之气由毫窍而散，《内经》所谓木郁达之也，况春令伊迩，木气萌动之时，畅茂条达，腹中无壅滞攻冲之苦矣。将来大便滑润，二三日一解，可以用干饭少许，逐日加增，食物取汤液易化者，一切坚硬难化之物不宜过用，恐壅滞肠胃气道不宣通耳。凡食物必须自为择取，不宜他人代喂，恐妨②气道也。

　　每早服保和丸四钱，临卧服三钱。如三四日不大便，服润肠丸二三钱。如嗳气不舒畅，面色唇口见红，即服煎剂一帖。

　　煎方：广皮、香附、枳壳、厚朴、山栀、川连、青皮、茯苓、甘草。

　　如口干，二三日不解，先用滋阴膏五钱。再不解，可用润肠丸。以上诊湖州汪氏医案。

附录　沈鲁珍《批景岳全书》后

　　天下惟中正无偏之理，守之不失，则其立言也无弊，而垂诸世也可久。苟不得其中而执乎一隅之见，漫焉有所著述，以惊愚而动众，虽或博一时之誉，终未可以信今而传后也。善学古人者，不为古人所愚，况今人乎？会稽张会卿①以医名于时，著有《景岳全书》若干卷，学者宗之，无异议矣。海上沈子鲁珍谓此书独以先天水火阴阳命门真言立②异而其治病也，一以扶阳温补为主，且以河间、丹溪之言为后学之害，是执乎一隅之见而不可以为训。且恐宗其说者之入于歧趋③也，于是摘其纰缪，揭其舛错者，一句一字，旁批而辨驳之，考证详确，无义不精。司马子长④有云：非好学深思，心知其意，难为浅见寡闻者道也。夫人之有疾，死生存亡之所系也。古之善治疾者，必推越人、淳于诸贤，谓其遇症用药，可清可温，可寒可热，可攻可补，神明变通，而不胶于一定者也。若依景岳之说，惟讲扶阳而用热药补塞⑤，则其为功也暂，而其为祸也甚烈。学《周礼》之学者之乎其偏，则其为害也止于一己，学轩岐之学者而之乎其偏，则其贻害也且将及于天下后

---

① 张会卿：即张介宾，字景岳，又字会卿，故称。
② 立：原作"之"，据集成本改。
③ 歧趋：犹言"歧途"，指不正确的意旨。
④ 司马子长：即司马迁，字子长，故称。
⑤ 塞：原作"寒"，据集成本改。

世，而系人之死生存亡，可不惧哉？鲁珍之有是评，非矫为异也，要归之中而已，岂得附和其说而为景岳之所愚哉？鲁珍出是书以示予，阅毕，念其一生精力之所寄也，作此以赠之。

松江府尊张文英①撰

---

① 张文英：字蔚千，三韩（今朝鲜半岛）人，康熙五十二年（1713）举人，雍正元年（1723）任崇明知县，邀同年举人沈龙翔纂修《崇明县志》。后升任松江知府。

校注后记

一、作者生平

沈璠，字鲁珍，上海南汇人，清代早期医家。据《沈氏医案》汪周拔二令郎案"雍正八年，海上沈璠，时年七十有八"，可知沈璠生于清顺治九年（1652）。从沣江闾邱松山氏《沈氏医案》序中"先生盛名几十载，其全活定以万计"的评价看，沈璠在当时医名颇盛。

二、版本

《沈氏医案》为沈璠医案专书，初未付梓，以抄本形式流传。民国间裘庆元辑《珍本医书集成》，将之收入医案类，始有印本。《全国中医图书联合目录》《中国中医古籍总目》著录《沈氏医案》有清抄本一种、民国抄本数种，及《珍本医书集成》本。

整理者所见《沈氏医案》现存最早的版本为清抄本，中华医学会上海分会图书馆藏，封面题"沈鲁珍先生医案"，正文前有沣江闾邱松山氏所撰序文一篇、当时松江知府张文英所撰"沈鲁珍批《景岳全书》后"一篇，无目录，各案之名题写在首行天头处。又得民国抄本一种，藏上海图书馆，封面题"清白里医案"，正文前有清河炯斋氏撰于乾隆四十九年的"清白里医案后序"一篇，正文前有"清白里沈鲁珍先生医案总目"，书末有"清白里沈氏医案终"字样。

虽同为《沈氏医案》抄本，两者差异较大。《沈氏医案》篇幅长，记述详，载案多达二百余则，约五万字，其中载患者姓名的近二百则。《清白里医案》载案不足一百则，记述也相对简略，约两万余字。

裘庆元将《沈氏医案》收入《珍本医书集成》，称"此书系手抄本，今于医案编次，仍其旧观"。但据整理者核对，《珍本医书集成》所载沈鲁珍医案只迄于"胃中有胶痰，肝家有郁火"案，而中华医学会上海分会图书馆所藏《沈氏医案》在其后尚有二十余则医案约八千字左右的篇幅。

据此三种本子看，中华医学会上海分会图书馆所藏的《沈氏医案》为现存时代最早、篇幅最长、字数最多、载案最夥，故此次整理作为底本，而以《清白里医案》和《珍本医书集成》本为校本。

三、学术内容与特色

《沈氏医案》所涉病证有虚损、抑郁、梦遗、咳嗽、吐血、伏暑、酒伤、胃痛、便血、胀满、胸胁痛、痰核、便结、喘证、鼻衄、厥证、喉闭、泄泻、痢疾、产后瘀滞、蓐劳嗽、怔忡、暑疟、亡阳、停食胀、酒伤口糜、不寐、咳血、火郁足冷、气血虚脱、黄疸、消渴、嘈杂、瘅疟、红瘰瘙痒、眩晕、头痛、腰痛、腹痛、小腹痛、恶疮、骨关节疼痛、小产、白带、痛经、脱肛、疟疾、痰厥头痛、痞积、痛痹、血症、便血、半身不遂、瘕聚、噎膈、五更泄、疝症、休息痢、痿症、痹症、颈间结核、脱发、偏头痛、月经不调、劳疟、痫症、手足震颤、妊娠呕吐、痰证、惊悸怔忡、牙痛、眼疾等。可知沈璠的医案大致以杂病为主，兼及外感、妇科病、胎前病、产后病、眼科、喉科等。

沈氏善于活用经典，常引《内经》《难经》《伤寒论》《金匮要略》原文论说医理。如"苏州杨安浜吕道原，缘心事怫郁，肝胆之火上升，充塞耳窍而作响不聪，鼻窍亦不利。误用地黄丸补之，其窍愈塞，眉棱作痛。已经日久，投剂参差。脉息左手弦，右手滑大有力，此系肝家有郁火，胃中有痰饮。《内经》云：九窍不利，肠胃之所生也。理宜和胃豁痰、开郁清火之药为治"。又如"季老受病之源，得之君火司天之岁，夏令炎热之时，感冒暑热之邪，以致大便泄，泄即《内经》所谓暴注下迫，皆属于火也"。"在老向有咳嗽之痰，缘劳心过度，外为风寒所触，内郁之火窃发，上干肺家而咳嗽，已经四载。"沈氏认为"此系肾水不足，不能养肝木，肝火升腾烁金。《难经》云：东方实，西方虚，泻南方，补北方。理宜滋阴降火，纳气归元之药治之"。魏提莹气结痰凝不寐案，沈氏分析病机时指出，"此乃肝火郁而不舒，胃中胶痰固结而不通也。《经》云，胃不和卧不安。又云，阳明病，不得眠。"用礞石滚痰丸去黏腻之痰，并以豁痰清火药治疗，即能安卧。在崇明沈尚其三消案中，沈氏论述："昔汉武帝患此，张仲景以八味地黄丸治之。今尚其正是此症，服药已稍愈，惟口内干燥，小便如膏，足痿无力。乃虚火上炎，肺金受烁，《内经》所谓痿皆属于肺热。脉息虚大，理宜生脉散治水之上源，八味丸补火为要"。由此看来，熟读经典，活用法则，是提高中医临床疗效的不二法门。

　　沈氏对朱丹溪、刘河间、王肯堂、孙一奎等前辈医家颇为尊崇，论案多征引其说，如天老火郁足冷案中"河间云，两足冰冷者，此火不下降也，火降则足自暖也"；"丹溪云，噎膈之症，多起于血枯痰腻，多升少降，大忌香燥热药"。在黄维思令姪后案中，论脾肺气虚，咳嗽治疗时指出"大凡咳嗽之病，当以生脉散、地黄丸治之。赵养葵所谓咳嗽不治肺而治肾，肾气纳藏于下，不上升则不咳矣"；以及"《准绳》云：诸血症皆以胃药收功，此一定之理也"，对扶脾保肺药治疗"血症之后，阴分已亏，虚火灼肺而咳，面色萎黄，脾肺之气虚"作了准确论述。在新场子敬叶先生疟疾案中，则有"无痰不成疟，无食不成疟。理当仍用滚痰丸二钱，使胃中痰积可以荡去。万勿疑其虚，而畏去病之药。若至热不至而有谵语之状，则难于调治。小腹胸膈舒畅，则疟自止。孙一奎云，其病最难，故先用攻击以去其病，病去而始补，方得治法"。

　　综合而言，《沈氏医案》学术特色如下。

1. 承前启后，继承创新

清代早期医家对温病学说的发展做出了突出贡献，在医学史上具有承前启后的学术地位。对温病的卫气营血及三焦辨证、养阴生津理论、用药规律的形成起到了推动作用。沈璠临床治疗苦寒为先，清利开泄，善用豁痰清火之方，此类病例在其医案中居十之六七。正如其在《沈氏医案》中所言，"《内经》病机十九条，属火者五，属热者四，属寒者一。则知属火热者多，属寒者少。用药治病，宜体《内经》之意，不宜专执己见，谈天说地，以惑后人。"针对当时部分医家偏执温补，沈氏指出，"土材以阳为君子，阴为小人；热药为君子，寒药为小人。但《易》云一阴一阳之谓道，《内经》云无阳则阴无以生，无阴则阳无以化，二者不可偏废。至于治症，当以元气为君子，邪气为小人，元气宜补，邪气宜去。寒热温凉，随病而施，中病而止，岂可多事温补，痛戒寒凉乎"。

2. 辨证准确，疗效卓著

《沈氏医案》记载，上洋马头渡李云甫媳，二十岁，患胁痛气喘不得卧数日，诸医皆以风寒发散，或用降气药，不能取效。有医者认为是肺胀，法在不治。沈氏见患者面青气喘，两胁作痛，不能合眼而卧。脉象两手弦急，无痰声，鼻不煽，无汗出。患者家属以为绝症，已在准备后事。沈氏告知此非绝症，后事且缓。病者安心。方用白芍、甘草、瓜蒌、川贝、黄连、石膏、广皮、钩藤、苏子，生铁二两煎汤，一剂后即能安卧。沈氏认为此症当春令木旺之时，木火刑金，故用钩藤、生铁，助金以平肝，黄连清心火，石膏清肺平肝，苏子降气，贝母、橘皮、瓜蒌降痰润肺，白芍、甘草缓肝。辨证准确，用药精当，力挽狂澜，转危为安。

3. 重视脾胃，培补元气

《沈氏医案》记载，上洋南关外周襄文，七月初往松江完粮，途中奔走百有余里，兼之饥饿，发热自汗不止，倦怠乏力，语言难出，脉息虚大。诸医以为冒暑，议用香薷饮。沈氏诊后曰：此热伤元气，饥饿劳倦所致。即以黄芪五钱，人参三钱，白术三钱，麦冬一钱，五味子七粒，连进三服，汗敛神复，以粥食与之，始得安卧。后用归脾汤、生脉散而愈。正如沣江间邱松山氏所言："若使先生果偏于清火，何以于后方所载，有时症而即施参、橘，后用六味收功；发热而急进参、芪，后用归脾汤调治。乃知虚弱之症，宜补而补，仍能补人之所不能补者也。"偏于清火之说，可不辩自明也。

4. 注意调心，药食并用

沈氏治病，在辨证用药的同时，注意调理患者心理，及使用饮食疗法。《沈氏医案》记载，苏州杨安浜吕道原，缘心事怫郁，肝胆之火上升，充塞耳窍而作响不聪，鼻窍亦不利。误用地黄丸补之，其窍愈塞，眉棱作痛。已经日久，投剂参差。脉息左手弦，右手滑大有力。此系肝家有郁火，胃中有痰饮。理宜和胃豁痰，开郁清火为治，并忌醇酒厚味、戒恼怒躁急为要。在多则病案中，沈氏嘱患者"调治先讲静养，毋躁急恼怒……先宜清虚淡泊，临发之日，只宜以薄粥养之，并服豁痰疏理清热之药"（北六灶杨启林案）；"但必得煎丸并进，并静养调摄，可免劳瘵之疾也"（新场程军灿案）。

5. 煎丸并进，善用膏方

对许多慢性病、老年病，因病情复杂，病程长久，患者体质虚弱，沈氏多用煎方和丸方并进，以获得疗效。如：崇明施锦，因食面物之后，冷水洗浴，而当风卧。

其食停滞于胃，虽消化而无形之气尚未消散。后复因恼怒抑郁，其肝气不得疏泄，食物为之阻滞。加之误治，饮食过度，壅塞气道，结成有形之块，居于脐上。以手摩摸，气散而下行，其块消而汗止。此乃肝气郁而不舒，假气以成块。气有余便是火，上冲则汗出，降下则汗止。此木郁于脾土之症也。理宜疏气和脾胃，降冲逆之火。香附、青皮、山栀、广皮、半夏、茯苓、莱菔子、厚朴、黄柏，加生姜、砂仁煎。病久，汤药一时不能奏效，当以扶脾疏肝降火丸药服之。丸方：白术、广皮、半夏、茯苓、香附、青皮、山栀、黄柏、厚朴、砂仁，用荷叶煎汤法丸。高溯源案，服消瘀行滞之药，三剂胸膈稍舒，大便下黑瘀不计，此下行之佳兆也。但胃之上脘至大肠，其道甚远，曲折难以下行，当以小丸剂临卧服之，使其瘀血渐渐解散，陆续下行，从大便而出，兼以煎剂间服之为要。

对于慢性咳嗽、哮喘等病，除用煎剂之外，还处以膏方。如崇明范锡凡案，范氏患痰火之哮喘，除豁痰降气清火之煎剂外，沈氏处以膏方，以煎方去桑皮、甘草、莱菔子，加梨汁、莱菔汁、地栗汁、竹沥、姜汁，用饴糖四两，烊入收贮，炖热不时挑化。

沈璠精通医术，医德高尚，在临床治疗中辨证准确，疗效卓著。其治疗特点为重视脾胃，培补元气，注意调心，药食并用，煎丸并进。《沈氏医案》在学术上以善用豁痰清火之方而闻名，其临床经验值得学习。

总 书 目

I

本　草

淑景堂改订注释寒热温平药性赋

方 书

医便

卫生编

袖珍方

仁术便览

古方汇精

圣济总录

众妙仙方

李氏医鉴

医方丛话

医方约说

医方便览

乾坤生意

悬袖便方

救急易方

程氏释方

集古良方

摄生总论

摄生秘剖

辨症良方

活人心法（朱权）

卫生家宝方

见心斋药录

寿世简便集

医方大成论

医方考绳愆

鸡峰普济方

饲鹤亭集方

临症经验方

思济堂方书

济世碎金方

揣摩有得集

亟斋急应奇方

乾坤生意秘韫

简易普济良方

内外验方秘传

名方类证医书大全

新编南北经验医方大成

临证综合

医级

医悟

丹台玉案

玉机辨症

古今医诗

本草权度

弄丸心法

医林绳墨

医学碎金

医学粹精

医宗备要

医宗宝镜

医宗撮精

医经小学

医垒元戎

证治要义

松厓医径

扁鹊心书

IV